TOBIAS KNOP · DANIEL NIEHAUS

VERSPANNUNGEN LOSWERDEN

4 Wochen – 10 Übungen

Endlich schmerzfrei in Nacken, Schulter und Rücken

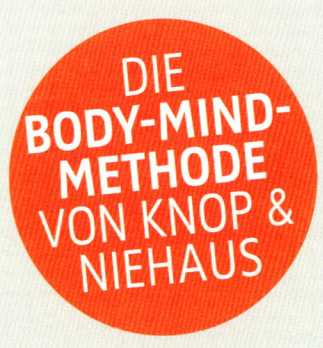

DIE BODY-MIND-METHODE VON KNOP & NIEHAUS

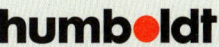

humboldt

INHALT

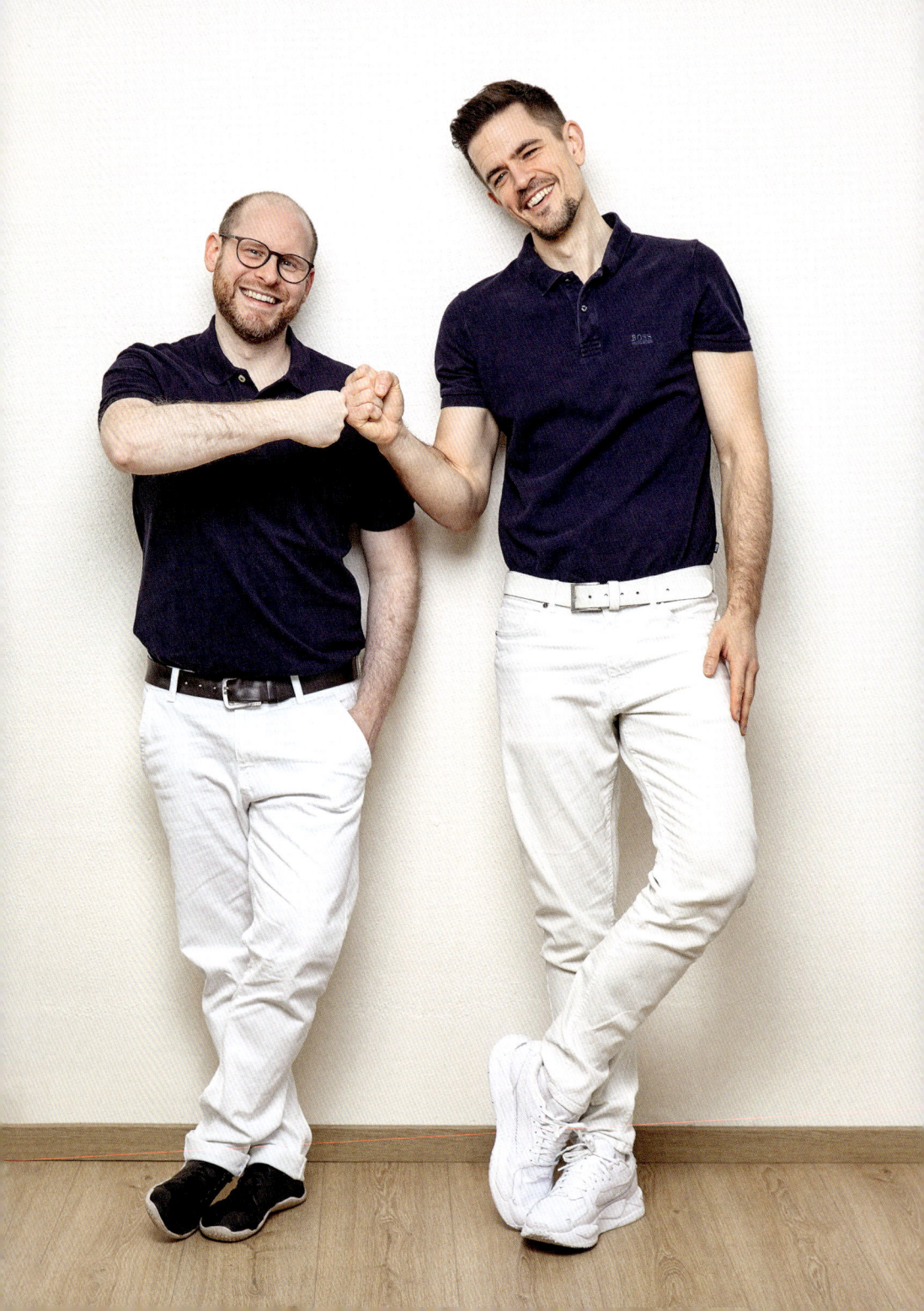

HERZLICH WILLKOMMEN!

Du bist nicht allein. Ganz im Gegenteil. Mit Sicherheit kannst du ohne groß nachzudenken eine Handvoll Menschen aus deinem Umfeld benennen, die schon einmal über ihre starken Verspannungen geklagt haben und vielleicht sogar aus diesem Grund das ein oder andere Mal nicht mehr arbeitsfähig waren. Muskelverspannungen sind eine wahre Volkskrankheit, vielleicht sogar ein Phänomen der Moderne – des digitalen Zeitalters.

Jeder Körper spricht seine eigene Sprache

Manchmal sind es nicht nur die Verspannungen, die uns den Alltag vermiesen, sondern noch vielmehr die Folgen. Hier reihen sich neben Kopfschmerzen weitere Übeltäter wie Schwindel, Gelenkblockaden samt Bewegungseinschränkungen, Tinnitus, Taubheitsgefühl oder Kiefergelenkschmerzen ein. Die Liste ist lang. Und sie wird im Laufe dieses Ratgebers noch viel länger. Denn Verspannungen haben eine wahrhaftig gewaltige Auswirkung auf deinen gesamten Körper und mannigfaltige Ursachen, an die wir normalerweise niemals denken würden. Wieso denn auch? Meist sind wir einfach nur glücklich, wenn die Schmerzen schnell wieder verschwinden oder in den Hintergrund rücken, zum Beispiel durch eine wohltuende Massage oder Therapien und Behandlungswerkzeuge für zu Hause. Beinahe jeder Mensch, der uns in der Praxis besucht, ist mittlerweile stolzer Besitzer einer Faszienrolle.

Unsere Erfahrung aus vielen Praxisjahren hat uns deutlich gezeigt, dass Verspannungen jedoch fast immer nur die Spitze des Eisberges sind. Und leider wird auch häufig nur diese Spitze therapeutisch betrachtet und behandelt. Aber glaube uns: Es steckt

> Verspannungen haben eine wahrhaftig gewaltige Auswirkung auf deinen gesamten Körper.

noch eine ganze Menge mehr dahinter. Der Ozean ist tief, und der nicht sichtbare Teil des Eisberges groß. Es steckt meist eine ganze Menge mehr dahinter, chronischer emotionaler Stress ist da nur ein Beispiel.

Sich diesen verborgenen Ursachen für ständig wiederkehrende Verspannungen zu widmen und den Weg für ganzheitliche Gesundheit zu ebnen, ist unsere Passion. Wie Detektive folgen wir dazu scheinbar nebensächlichen Spuren und Hinweisen des menschlichen Körpers. Wir, Daniel Niehaus und Tobias Knop, sind deine Begleiter in diesem Ratgeber. Kennengelernt haben wir uns während der Physiotherapieausbildung, absolvierten zusammen sechs lange Jahre ein Osteopathiestudium und sind auch den Marathon bis zur Heilpraktikererlaubnis gemeinsam gelaufen. Wir sind Arbeitskollegen, Mitstreiter und Freunde und arbeiten seit vielen Jahren in unseren Praxen für Osteopathie. Zusätzlich haben wir ein gemeinsames Gewerbe für ganzheitliche Gesundheit gegründet, mit dem wir zigtausende Menschen mit Gesundheitstipps auf YouTube erreichen und begeistern.

Unsere Vision ist es, dass Gesundheit nicht lediglich die Betrachtung und Behandlung der Spitze des Eisberges bleibt, sondern dass Menschen mit all ihren Facetten und ihrer persönlichen Krankheitsgeschichte wertschätzend und nachhaltig in Richtung Gesundheit, Wohlbefinden und Lebensqualität begleitet werden. Und ebenso viel Wertschätzung, Begeisterung und Neugier für deinen Körper möchten wir mit diesem Buch in dir wecken.

Denn unser Körper ist ein unglaubliches Wunder der Natur. So wundervoll, dass wir die Genialität, die dahintersteckt, mit unserem menschlichen Verstand oft nur schwer begreifen können. Das Faszinierende ist, dass wir die Fähigkeiten des Körpers auch nutzen können, um Verspannungen zu lösen und mehr Gesundheit zu erlangen. Wir müssen dazu lediglich die Sprache unseres Körpers verstehen, ihm gut zuarbeiten und ihn aktiv und regelmäßig unterstützen. Dies ist ein offenes Geheimnis, und im Grunde weißt

Wir können die Fähigkeiten unseres Körpers nutzen, um Verspannungen zu lösen.

du wahrscheinlich bereits vieles darüber, was du selbst für deinen Körper tun kannst.

Körper und Geist sind unzertrennlich

Muskelverspannungen sind in unseren Breitengraden keine Seltenheit und finden sich bei Menschen jeden Alters und aus verschiedenen Berufsgruppen. Das bedeutet, dass nicht nur ein Bürojob mit acht Stunden Bildschirmarbeit besonders dafür prädestiniert ist, Muskelverspannungen zu verursachen. Auch Sportler, die ständig in Bewegung sind, oder aktive Kinder können über verspannte Muskeln und damit verbundene Schmerzen klagen. Offensichtlich ist, dass unser Lifestyle maßgeblich den Gesundheitszustand beeinflusst. Und dies betrifft natürlich auch den Bewegungsapparat, die Organfunktionen, das Nervensystem sowie unser seelisches Befinden.

Körper, Geist und Seele sind unzertrennlich. Alles funktioniert als Einheit und beeinflusst sich gegenseitig. Wahrscheinlich kennst du ähnliche Situationen nur allzu gut: Du lernst für eine wichtige Prüfung, die am Folgetag bevorsteht. Die Zeit wird allmählich knapp, und du hast das Gefühl, bei Weitem noch nicht genug gelernt zu haben. Das verursacht großen inneren Druck, du fühlst dich gestresst und hast Angst, zu versagen.

Gerade in solchen extremen Situationen zeigen sich die Wechselwirkungen und auch die Beziehung zu unserem mentalen Zustand besonders deutlich. Du schwitzt beispielsweise besonders stark, und dein Herz scheint schnell und aufgeregt zu schlagen. Deine Schulter- und Nackenmuskeln sind verspannt und schmerzen. Du hast das Gefühl, dich dehnen zu müssen, und verrenkst deinen Hals, damit es knackt und du dich irgendwie erleichtert fühlst.

Oder: Durch angestrengtes Lesen sind deine Augen müde und du hast Kopfschmerzen. Deine Gedanken springen nur so umher, und dein Gehirn möchte am liebsten einfach nur noch aufgeben.

Körper, Geist und Seele sind unzertrennlich. Alles funktioniert als Einheit und beeinflusst sich gegenseitig.

Du fühlst dich, als könntest du gleich losweinen. Und je später es wird, desto mehr stellt sich auch ein Gefühl von Übelkeit ein. Du stopfst trotzdem ungesundes Essen wie Chips oder Schokolade in dich hinein, die viel zitierte Nervennahrung. Verzweifelt entscheidest du dich, doch noch ein wenig Bettruhe zu bekommen. Schnell wird dir aber bewusst, dass du Einschlafschwierigkeiten hast, weil das Gedankenkarussell aus Sorgen, Ängsten und Selbstzweifeln sich unaufhörlich dreht.

Diese sehr deutliche Beschreibung ist tatsächlich nicht überspitzt dargestellt. Es sind reale Reaktionen auf extremen Stress. Was hat dies aber jetzt mit deinem dauerhaften Begleiter – den schmerzhaften Verspannungen – zu tun? In unserem Alltag erleben wir ständig verschiedene Arten von Stress, häufig in abgeschwächter, subtiler Form. Das Problem stellt der Faktor Zeit dar, denn steter Tropfen höhlt bekanntermaßen den Stein. Meist ist es eine langfristige Belastung durch viele verschiedene Faktoren, die zu einem Status quo führt, der dann als gestresst oder verspannt empfunden und betitelt wird. Dein *gesamter* Körper ist daran beteiligt. Lediglich nur einen verspannten Muskel zu dehnen oder zu massieren, wird deswegen leider nur sehr unwahrscheinlich zu einer nachhaltigen Befreiung von den Beschwerden führen.

Nur eine gezielte Ansprache des gesamten Körpers unter Berücksichtigung des seelischen Wohlbefindens kann langfristig in Richtung Gesundheit und Entspannung führen. Und genau um diesen Weg geht es in diesem Ratgeber. Wir möchten dir gerne helfen, aus dem Teufelskreis auszubrechen. Dafür ist es essenziell, die verschiedenen Mechanismen, Faktoren und zahlreichen Ursachen zu verstehen, die dich in deine aktuelle Situation gebracht haben.

> Meist ist es eine langfristige Belastung durch verschiedene Faktoren, die zu einem Status quo führt, der dann als gestresst oder verspannt empfunden wird.

Du hast dich dazu entschieden, dieses Buch zurate zu ziehen. Also gehen wir davon aus, dass du tatsächlich auch mit einigen Beschwerden zu kämpfen hast und dir wieder mehr Lebensqualität wünschst. Gehen wir also gemeinsam die Entstehungsmechanismen von Verspannungen durch. Du wirst dabei lernen, was genau in deinem Körper und mit deiner Psyche passiert, und welche Wechselwirkungen es gibt. Auf diese Art und Weise Gesundheit neu kennenzulernen, ist unfassbar spannend. Wir sind überzeugt, dass auch du garantiert viele Aha-Momente erleben wirst.

Mit unserer vielfach bewährten ganzheitlichen Body-Mind-Methode möchten wir dich an die Hand nehmen und dir einfache, effektive und im Alltag gut umsetzbare Methoden bereitstellen. Methoden, die nicht nur die Verspannungen und weitere Symptome kurzzeitig lindern, sondern auch das Übel an der Wurzel packen. Ein nachhaltiges Übungskonzept. Wir schlagen für dich die Brücke zwischen Körper und Geist und erklären dir die zahlreichen Wechselwirkungen zwischen diesen beiden Ebenen.

Wir freuen uns, dich auf diese Reise mitzunehmen. Am Ende dieser Reise solltest du einen Satz nicht mehr sagen müssen: „Ich bin immer so verspannt."

und

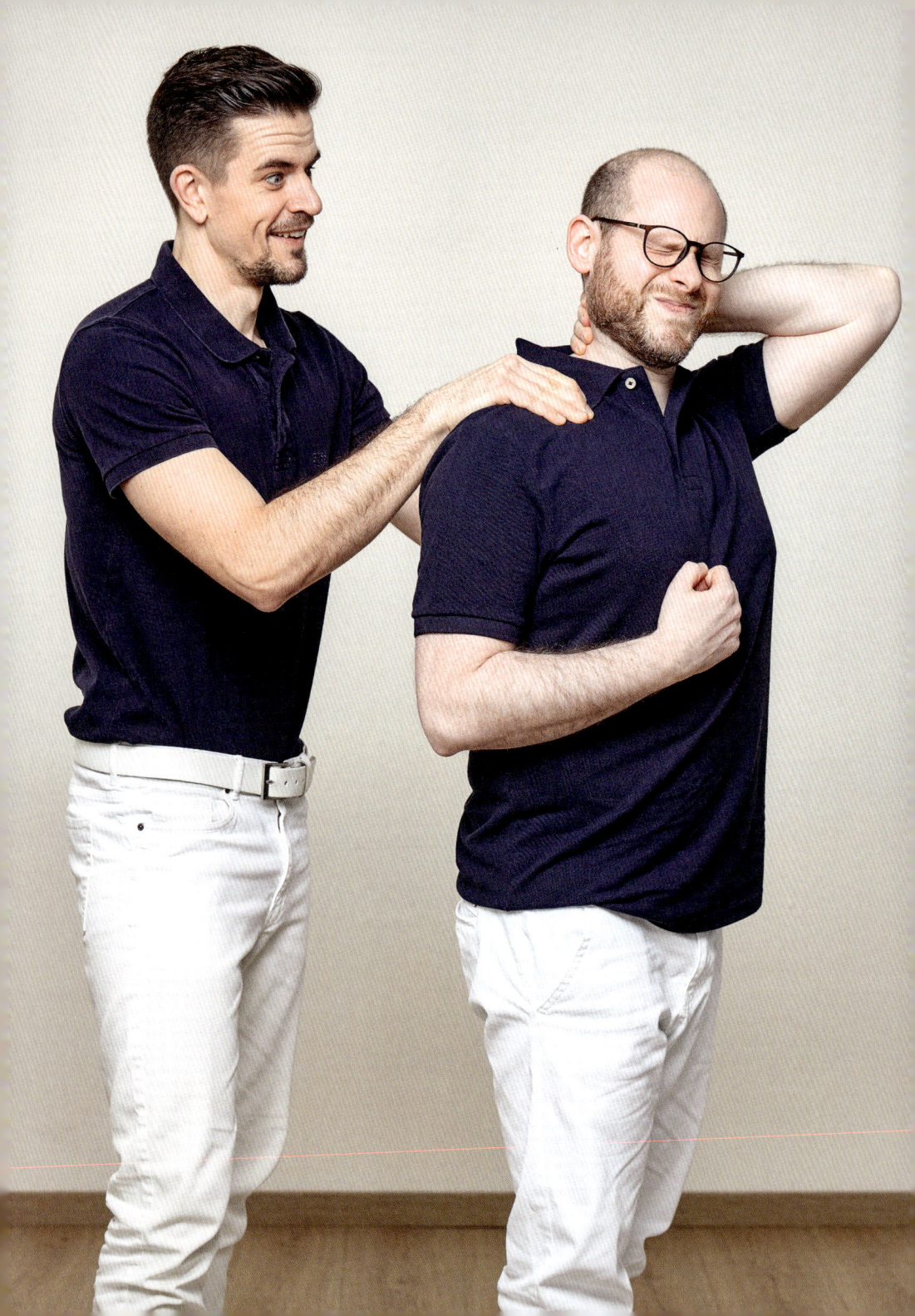

DEIN PROBLEM:

„ICH BIN IMMER SO VERSPANNT!"

Je mehr Kenntnisse du über deinen Körper hast und je größer dein Verständnis für die Wechselwirkungen zwischen Körper, Seele und Geist ist, desto effektiver wirst du Verspannungen aktiv und nachhaltig reduzieren können. Entdecke auf den nächsten Seiten, warum und wie Verspannungen überhaupt entstehen. Du lernst verschiedene Regelmechanismen des Körpers kennen, welche inneren und äußeren Einflussfaktoren oft problematisch sind und wie du den Weg aus der Negativspirale findest.

Dein Weg in die Spirale: So entstehen Verspannungen

Verspannungen werden allgemein mit der Muskulatur in Verbindung gebracht. Verspannt zu sein, ist ein unangenehmer, störender Zustand, der häufig auch von Schmerzen und anderen Symptomen begleitet wird, wie Schwindel oder Bewegungseinschränkungen.

Um uns Schritt für Schritt dieser Thematik zu nähern, ist es unserer Erfahrung nach sinnvoll, zunächst die spezifischen Eigenschaften und Funktionsweisen eines Muskels anzuschauen, um danach die regionalen Auswirkungen im Körper unter die Lupe zu nehmen. Anschließend betrachten wir die globalen Wechselwirkungen und Einflüsse auf Körper, Geist und Seele. Selbstverständlich schauen wir uns ebenfalls ausführlich die unterschiedlichen Ursachen an. Aber jetzt schauen wir doch erst einmal, was es mit deinen Muskeln auf sich hat.

Wunderwerk Muskulatur: Aufbau und Funktion

Muskeln erfüllen ihre Funktion, wenn sie untereinander in einem harmonischen Gleichgewicht agieren.

Jeder möchte wohl gerne eine gut ausgeprägte und definierte Muskulatur besitzen. Stark auszusehen und natürlich auch zu sein ist in unserer Gesellschaft ein begehrenswertes Ziel. Sind die Muskeln aber auch noch so stark: Ihre gesunde und physiologische Funktion können sie nur erfüllen, wenn sie untereinander in einem harmonischen Gleichgewicht agieren, in einem komplexen Wechselspiel aus An- und Entspannung. Wie die Muskeln das zustande bringen, schauen wir uns jetzt an. Ist dieses harmonische Wechselspiel nämlich gestört, entstehen diese unerwünschten Verspannungen.

Muskeln werden zum Bewegungsapparat gezählt, weil sie zusammen mit Knochen, Sehnen, Faszien, Knorpeln und Gelenken überhaupt erst ermöglichen, dass du dich in deiner Umwelt bewegen kannst. Dabei bildet die Muskulatur den sogenannten aktiven

Teil, während die anderen genannten Körpergewebe den passiven Teil darstellen. Durch deine Muskeln ist es dir möglich, Kraft zu entwickeln, um deinen Körper oder etwas anderes zu bewegen oder auch festzuhalten. Nur mithilfe der Muskeln ist es dir möglich, Arme und Beine zu bewegen, deinen Rücken gerade zu halten und deinen Kopf von links nach rechts und andersherum zu drehen.

Damit hören die Aufgaben der Muskulatur nicht auf. Denn in deiner Brust schlägt ein ganz besonderer Muskel, der unaufhörlich, dein gesamtes Leben lang, für dich seinen Dienst verrichtet: dein Herz. Und auch in anderen Organen befindet sich eine besondere Art Muskulatur. Sie treibt beispielsweise die Verdauungssäfte, den Harn und Nahrungsbrei vorwärts oder hält diese auch zurück, wie es etwa bei den Schließmuskeln der Fall ist.

Das Unglaubliche ist, dass wirklich jeder deiner ca. 650 einzelnen Muskeln seinen eigenen Namen hat. Einige der wichtigsten Vertreter lernen wir im Verlauf dieses Ratgebers genauer kennen. Wobei wir ehrlicherweise sagen müssen, dass es eigentlich nicht die einen wichtigsten Vertreter gibt, hat doch wirklich jeder noch so kleine Muskel Bedeutung und Funktion. Zwischen den Muskeln des Bewegungsapparates und der Muskulatur innerer Hohlorgane gibt es allerdings einen wichtigen Unterschied. Die Skelettmuskulatur ist nämlich deinem Willen unterstellt. Das heißt, du kannst bewusst und absichtlich verschiedene Körperteile steuern. Im Inneren deines Körpers unterstehen die Muskelbewegungen nicht deinem Willen, sondern werden unbewusst über Impulse aus dem sogenannten vegetativen Nervensystem, kurz VNS, gesteuert. Das VNS steuert die meisten unbewussten, unwillkürlichen Prozesse in deinem Körper.

> Wirklich jeder noch so kleine Muskel hat seine Bedeutung und Funktion.

Der Aufbau eines Muskels

Schauen wir nun tiefer in einen Muskel hinein, finden wir eine große Anzahl einzelner Muskelfaserbündel. Dies verleiht deinen Muskeln eine Art strähnige Struktur, die du möglicherweise auf Bildern schon öfter einmal gesehen hast. Diese Muskelfaserbündel bestehen aus zahlreichen einzelnen Muskelfasern, welche die eigentliche Muskelzelle darstellen. Auch diese Bezeichnung hast du mit Sicherheit schon einmal im Sportbereich gehört, weil die empfindlichen Strukturen sehr gerne zerreißen und betroffene Athleten mitunter für einige Zeit außer Gefecht setzen.

Wer schon einmal mit Muskelschmerzen oder sogar einer Muskelverletzung zu tun gehabt hat, wird sehr wahrscheinlich die wohltuende Wirkung von Wärme in dem betreffenden Bereich, etwa mit einem Körnerkissen, erlebt haben. Der Grund ist einfach und wichtig: Die Durchblutung soll durch Wärme verbessert werden. Zu einem Muskel gehört also immer auch die Versorgung mit und die Entsorgung von Blut über entsprechende Blutgefäße. Damit die Befehle unseres Willens oder die Impulse des vegetativen Nervensystems den Muskel erreichen, benötigt dieser zu guter Letzt noch Nervenbahnen. So wird aus einem Muskel eine runde Sache.

> Wer schon einmal mit Muskelschmerzen zu tun hatte, kennt die wohltuende Wirkung von Wärme.

Einzelne Muskelzellen im Lupenblick

Jetzt nehmen wir noch ein Vergrößerungsglas zur Hand und schauen uns den Aufbau der einzelnen Muskelfaser bzw. Muskelzelle genauer an. Hier wimmelt es nur so von Fachbegriffen, die selbst motivierte Leserinnen und Leser abschrecken könnten. Daher bemühen wir uns, die grundlegende Funktionsweise leicht verdaulich zu erläutern.

Die Besonderheit der Muskelzelle ist, dass sie im Verhältnis zu ihrem sehr geringen Durchmesser unglaublich lang ist. Durch die vielen Bewegungen hat eine Muskelzelle auch einen unglaublichen Energiehunger. Dieser wird über die sogenannten Kraftwerke der Zellen gestillt, die Mitochondrien, die in besonders großer Anzahl vorhanden sind.

Außerdem benötigt unsere Muskelzelle natürlich auch Sauerstoff. Viel Sauerstoff, um genau zu sein. Dieser wiederum bindet sich an das sogenannte Myoglobin, welches dem Muskel seine rotbräunliche Farbe verleiht. Zudem gibt es in der Zelle noch eine Struktur mit einem großen Kalziumspeicher, welcher freigesetzt wird und ein Zusammenziehen (Kontraktion) der Muskelzelle ermöglicht. Kalzium spielt im Muskel also eine besonders wichtige Rolle.

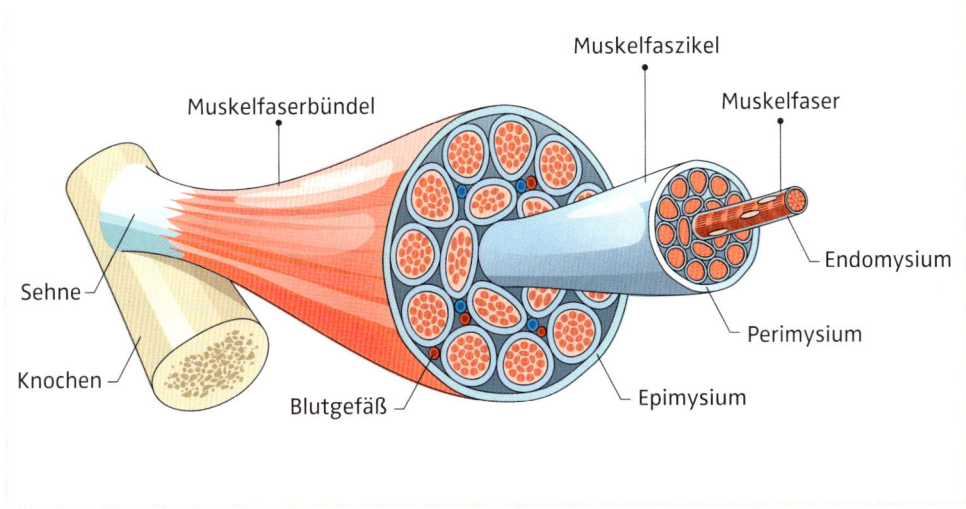

Last but not least verfügt die Muskelzelle noch über kontraktile Elemente, also Strukturen, die die Fähigkeit besitzen, sich ineinander zu verschieben und wieder auseinanderzubewegen. Hierbei handelt es sich um spezielle Eiweißmoleküle. Zusammengefasst können Muskeln sich mithilfe von Energie, Elektrolyten wie Kalzium und Sauerstoff zusammenziehen und wieder entspannen. Was nehmen wir aus diesem Wissen für deine Verspannungen mit?

Der Aufbau des Muskels von den Faserbündeln bis zu den Muskelzellen

Muskeln brauchen Energie, Sauerstoff und Elektrolyte, um gesund zu funktionieren.

Wenn Muskeln nicht gut mit Energie, Sauerstoff und Nährstoffen versorgt werden oder der Abtransport von Stoffwechselendprodukten – oft als Schlackenstoffe bezeichnet – behindert wird, können diese Muskeln nicht gesund funktionieren und es kann sein, dass sie nicht mehr entspannen bzw. loslassen können. Die Muskulatur ist im wahren Sinne des Wortes verspannt oder angespannt.

Ein Teufelskreis entsteht: Muskeln, die nicht mehr richtig funktionieren, arbeiten unökonomisch und verbrauchen unnötig viel Energie. Das Phänomen der Energieeffizienz kennst du bestimmt auch aus dem eigenen Haushalt, z. B. durch den Unterschied zwischen einer neuen und alten Heizungsanlage oder auch, wenn dein Fahrrad einen platten Reifen hat und du viel mehr Kraft aufwenden musst, um deinen Drahtesel voranzutreiben. Wenn allerdings deine Muskulatur dauerhaft mehr Energie verbraucht und sich nicht mehr optimal bewegen kann, führt dies auch zu körperlicher und mentaler Erschöpfung und verminderter Leistungsfähigkeit. Deshalb kann es z. B. durchaus ermüdend sein, den gesamten Arbeitstag im Sitzen zu verbringen.

Tipp bei Muskelkrämpfen

Der Mechanismus der Kalziumfreisetzung bei Muskelanspannung ist bei auftretenden Muskelkrämpfen häufig gestört, sehr gerne z. B. in der Wadenmuskulatur. Meist ist das eine Folge eines chronischen oder akuten Kalziummangels. Es lohnt sich also, bei Problemen mit Muskelkrämpfen oder auch Muskelzuckungen dem Körper Kalzium zuzuführen. Weitere häufige Elektrolytmängel, die zu Muskelkrämpfen führen können, sind das Fehlen von ausreichend Magnesium und Kalium. Geläufig ist den meisten Menschen oft nur das Magnesium – du weißt es jetzt besser.

Bewegung entsteht durch Sehnen

Sehnen sind Verdickungen aus straffem Bindegewebe an den Muskelenden. Nahezu jeder Muskel ist über sie an zwei unterschiedlichen Knochenpunkten angeheftet, die als Ursprung und Ansatz bezeichnet werden. Ein Zusammenziehen des Muskels bringt diese Knochenpunkte näher zusammen, die Muskelentspannung entfernt sie wieder voneinander. Den Vorgang der Muskelanspannung nennt man auch Muskelkontraktion, und die schauen wir uns genauer an.

Ein Muskel des Bewegungsapparates besteht meistens aus einem Muskelbauch sowie mindestens zwei Sehnen, die die Kraft des Muskelzugs auf die beteiligten Anteile des knöchernen Skeletts übertragen. Dadurch findet Bewegung statt. Es gibt aber auch Muskeln, die sogar aus mehreren Muskelbäuchen und flächigen, fächerförmigen Sehnen bestehen. Ein Beispiel für einen Muskel mit zwei Muskelbäuchen ist der Bizeps des Oberarms.

> Sehnen verbinden Muskeln und Knochen.

Die bekannteste Sehne in deinem Körper ist übrigens die Achillessehne, benannt nach dem Helden und Halbgott Achilles der griechischen Antike und Mythologie, der in diesem Bereich seines Körpers seine einzige verwundbare Stelle gehabt haben soll.

Da Sehnen nicht sonderlich gut durchblutet sind, wie es beim Muskelbauch beispielsweise der Fall ist, heilen Verletzungen der Sehnen häufig sehr viel langsamer. Da sie durch die Bewegungen oft großen Reibungskräften ausgesetzt sind, oder aufgrund ihrer Länge Führungsschienen benötigen, hat sich die Natur etwas Sinnvolles ausgedacht und die Sehnenscheiden erfunden. Ja, genau! Die Dinger, die sich gerne auch einmal entzünden. Besonders häufig im Bereich von Hand und Fuß.

Außerdem ist ein Muskel noch von einer derben und dennoch flexiblen Bindegewebshaut umhüllt, der Faszie. Den Faszien kommt ebenfalls eine große Bedeutung zu, denn als Bindegewebe schlagen sie Brücken zwischen all den verschiedenen Körperteilen und unterschiedlichen Gewebetypen und verstärken auch die Sehnen. Im Grunde kannst du sie dir wie ein großes Spinnennetz vorstellen – eine Ganzheitlichkeit in natürlicher Perfektion.

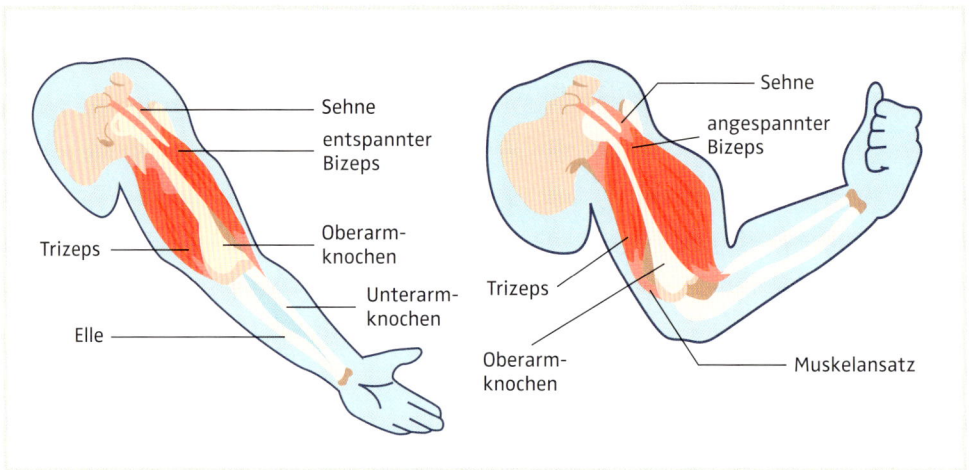

Der Vorgang der Muskelanspannung: links strecken, rechts beugen

Ein Muskel passt sich an Belastungen an: Er kann wachsen oder verkümmern.

Das Zusammenspiel der Muskeln

Ein weiterer wichtiger Aspekt, um die Entstehung von Verspannungen besser zu verstehen, ist die Fähigkeit der Muskulatur, sich zu verstärken oder auch abzubauen. Diese Prozesse werden als Hypertrophie (Muskelaufbau) und Atrophie (Muskelabbau) bezeichnet. Die Verknüpfung zum Alltag besteht z. B. bei der Hypertrophie durch Sport bzw. ein aufbauendes Muskeltraining – man denke nur an die Körper von Bodybuildern. Einen Muskelabbau hingegen hast du vielleicht schon einmal nach vielen Wochen in Gips oder Schiene erlebt. Und es ist kein Geheimnis, dass Muskeln auch dann abbauen, wenn du dich zu wenig oder nur einseitig bewegst und belastest.

Durch monotone Beanspruchung entsteht ein tückisches Ungleichgewicht der Muskulatur. Damit dein Körper ökonomisch und gesund funktioniert, sollte jedoch auch hier – wie bei allen Prozessen im menschlichen Organismus – ein harmonisches Gleichgewicht herrschen. Damit gesunde Bewegungsmuster möglich werden, ist also ein gutes Zusammenspiel zwischen den einzelnen Muskeln oder Muskelgruppen wichtig. Deswegen gibt es allgemein zu jedem Muskel noch einen Gegenspieler. Zu einem Beugemuskel zählt beispielsweise immer auch ein Muskel, der in die Gegenrichtung, also die Streckung, bewegt.

Bekannte Muskeln, die gegensinnig arbeiten, sind der Bizeps und Trizeps. Der Bizeps sorgt für eine Beugung im Ellenbogengelenk, während der Trizeps selbiges wieder streckt. Voraussetzung ist, dass der Gegenspieler (Antagonist) entspannen muss, während der ausführende Muskel (Agonist) sich anspannt. Du wirst dieses Wechselspiel aus An- und Entspannung später in unserem Übungsteil selbst an deinem eigenen Körper erleben und deine Erfahrungen machen können.

Nervensystem: Meister der Kommunikation

Das Nervensystem beschreibt ganz allgemein die Einheit aller Nervenzellen im Körper. Es ist zum einen für die Aufnahme und die Verarbeitung von Reizen aus der Umwelt verantwortlich. Zum anderen steuert das Nervensystem sämtliche Abläufe im Körper des Organismus.

> Das Nervensystem nimmt Reize auf, verarbeitet sie und löst Reaktionen wie Muskelbewegungen aus.

Das Nervensystem kommt bei der Frage in Spiel, wie unser Körper über den Spannungszustand der Muskeln entscheidet. Dafür gibt es ein ausgeklügeltes Kontroll- und Regulierungssystem. Dein Gehirn wäre nicht dazu in der Lage, sehr fein abgestufte Bewegungen zu steuern, wenn es nicht in jedem Moment über den präzisen Bewegungsumfang und Spannungszustand der Muskulatur Bescheid wüsste. Um diese exakten Informationen laufend zu erhalten, hat dein Gehirn viele kleine Helfer an verschiedenen Stellen im Körper.

Zunächst erfolgt eine Kontrolle über die Augen und das Gleichgewichtsorgan im Innenohr, die zusammen über die Position deines Körpers oder deiner Körperteile im Raum informieren. Außerdem befinden sich sowohl in der Haut als auch in den Gelenken sogenannte Mechanorezeptoren. Sie sind über Endungen von Nervenzellen mit dem Nervensystem verbunden und sorgen für eine feine Unterscheidung zwischen sanfter Berührung oder festem Drücken.

Zu guter Letzt gibt es noch Messfühler in deinen Muskeln und Sehnen, Propriozeptoren genannt, zugegeben ein Zungenbrecher. Hierzu zählen die Muskel- und Sehnenspindeln. Sie leiten Informationen zur Muskelspannung, Muskellänge und Gelenkstellung über Nervenfasern an das zentrale Nervensystem zur Weiterverarbeitung weiter. Und sind es auch, die dem Gehirn den momentanen Spannungszustand von Muskeln und Sehnen sowie die aktuelle Länge des Muskels widerspiegeln.

Die Leitungen zu den Muskeln hin sind die Nerven oder genauer gesagt die peripheren Nerven. Peripher, weil sie aus dem Zentrum heraus in die Weiten des Körpers ziehen. Demnach muss es natürlich auch eine zentrale Instanz geben. Diese haben wir zumindest teilweise schon kennengelernt: dein Gehirn. Es wird zum zentralen Nervensystem gezählt oder kurz ZNS. Dazu gehört aber auch noch das Rückenmark, welches in einem Kanal in der Wirbelsäule verläuft. Von hier sprießen die vielen peripheren Nerven aus.

Ein Mitspieler, den wir schon erwähnt haben und an dieser Stelle besonders hervorheben möchten, ist das vegetative Nervensystem. Es ist für das Verständnis der Ursachen und Auswirkungen auf Körper und Geist im ganzheitlichen Kontext unabdingbar. Zu den unbewussten Prozessen, die durch das VNS gesteuert werden, zählen die Verdauung, die Fortpflanzung, das Schwitzen, die Blutdruckregulation, die Temperaturregelung und noch vieles mehr.

Besonders bewusst wird uns die Aktivität des VNS, wenn unser Magen anfängt zu grummeln und wir hungrig sind. Auch für Schweißausbrüche und nasse Achseln ist das VNS zuständig, etwa wenn wir aufgeregt einen Vortrag halten. – Abläufe, die wir bewusst nicht unterbinden können.

Bei den Muskeln haben wir weiter vorne von Gegenspielern gesprochen. Auch das vegetative Nervensystem besteht aus zwei Gegenspielern, dem Sympathikus und dem Parasympathikus. Diese betrachten wir jetzt genauer, da viele Übungen in unserem ganzheitlichen Body-Mind-Konzept zum Ziel haben, diese beiden Anteile des Nervensystems wieder zu normalisieren und auszubalancieren.

> Auch das vegetative Nervensystem besteht aus zwei Gegenspielern, dem Sympathikus und dem Parasympathikus.

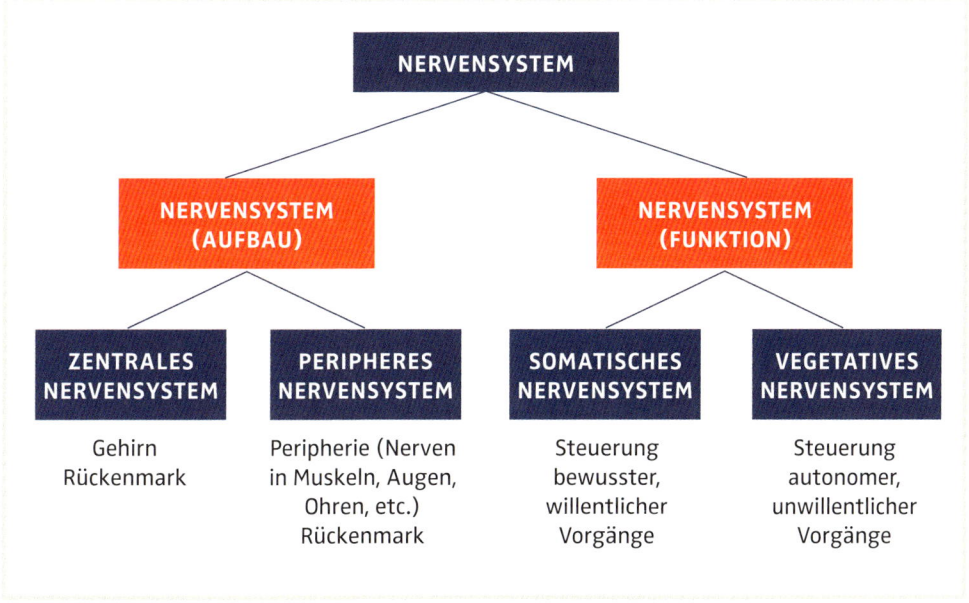

Die Einteilung unseres Nervensystems

Nervennahrung gefällig?

Eine essenzielle Nährstoffgruppe für eine gesunde Nervenfunktion sind die B-Vitamine. Dazu zählen auch die bekannten Vertreter Vitamin B12 oder Folsäure. Achte also in deiner Ernährung darauf, ausreichend B-Vitamine aufzunehmen und gegebenenfalls mithilfe von Nahrungsergänzungsmitteln Defizite auszugleichen. Das ist besonders wichtig, weil ein Vitamin-B-Mangel u. a. Taubheit, Kribbeln oder andere Missempfindungen hervorrufen kann. Gute Vitamin-B-Lieferanten sind:

- **Gemüse:** Feldsalat, Grünkohl, Rosenkohl, Blumenkohl, Spinat, Kartoffeln,Champignons
- **Fleisch:** Huhn, Pute, Kalb, Rind
- **Fisch:** Makrele, Hering, Lachs
- **Obst:** Avocado, Bananen
- **Hülsenfrüchte und Co.:** Linsen, Erbsen, Erdnüsse, Sonnenblumen-kerne, Sesamsamen, Weizenkleie, Haferflocken
- **Außerdem:** Milch, Eier

Der Sympathikus sorgt für Leistungssteigerung

Jeder Mensch wird einer Gefahr auf die gleiche Weise begegnen, darauf sind wir alle programmiert. Stell dir vor, du bist ein Mensch im Steinzeitalter, der gerade fröhlich in der Morgensonne Beeren von einem Strauch in der Steppe pflückt. Plötzlich bemerkst du etwas hinter dir und spürst eine Gefahr. Deine Intuition liegt richtig, denn ein Säbelzahntiger hat sich von hinten herangepirscht und dich als sein Mittagessen auserkoren. Wie schön! Jetzt heißt es Kampf oder Flucht, darauf bereitet dich dein Körper in Sekundenbruchteilen vor.

Die Pupillen weiten sich, damit du einen besseren Überblick hast. Gleichzeitig erhöhen sich der Tonus und die Durchblutung der Skelettmuskulatur, damit du blitzschnell in Bewegung übergehen kannst. Dein Herz pocht wie verrückt, und du beginnst schneller zu atmen. Dein Blutdruck steigt, und dein Körper beginnt zu schwitzen. Du befindest dich in einer absoluten Stress- und Notfallsituation. Es geht ja auch um Leben oder Tod. Adrenalin durchflutet deinen Körper, auch das ist eine normale Reaktion. Adrenalin ist ein in den Nebennieren gebildetes Hormon, das bei Stress vermehrt ins Blut abgegeben wird. Es wirkt schnell und kurzzeitig.

> Stress ist erst einmal eine normale Reaktion des Körpers.

Die beschriebenen Reaktionen des Körpers sind auf den Sympathikus zurückzuführen. Dieser sympathische Anteil des vegetativen Nervensystems übernimmt die Kontrolle vor allem in Kampf- oder Fluchtsituationen, also bei Stress und Bedrohung. Allgemein wirkt er leistungssteigernd und mobilisiert Energie. Diese Energie wird in deinem Körper durch die Freisetzung von Glukose (Einfachzucker) bereitgestellt. Die Leistungssteigerung wiederum bereitet nicht nur auf körperliche Mehranforderung vor, sondern auch auf eine enorme geistige Anstrengung.

Der Sympathikus aktiviert aber nicht nur bestimmte Körpersysteme, sondern hemmt andererseits auch bestimmte Funktionen, die in einer besonders stressigen Situation oder im Notfall unerwünscht sind. Hierzu zählt etwa die Verdauung. Wer möchte auch schon etwas essen, wenn ihm ein Säbelzahntiger gegenübersteht? Genauso werden die Bildung und Ausscheidung von Urin und Kot zurückgefahren, weil ein Toilettengang jetzt wirklich das Letzte ist, das du in diesem Moment gebrauchen kannst.

Wie bereits erwähnt, ist diese körperliche Reaktion in kurzfristigen Gefahren oder Stresssituationen physiologisch, also normal. Problematisch wird es, wenn dein Körper quasi dauerhaft unter Strom steht. Bevor wir uns aber dem Erzfeind unserer Gesellschaft und seiner Bedeutung in Zusammenhang mit Verspannungen widmen – dem chronischen Stress –, schauen wir uns den Gegenpart zum Sympathikus an: den Parasympathikus.

> Problematisch wird es, wenn dein Körper quasi dauerhaft unter Strom steht.

Das vegetative
Nervensystem:
Sympathikus und
Parasympathikus

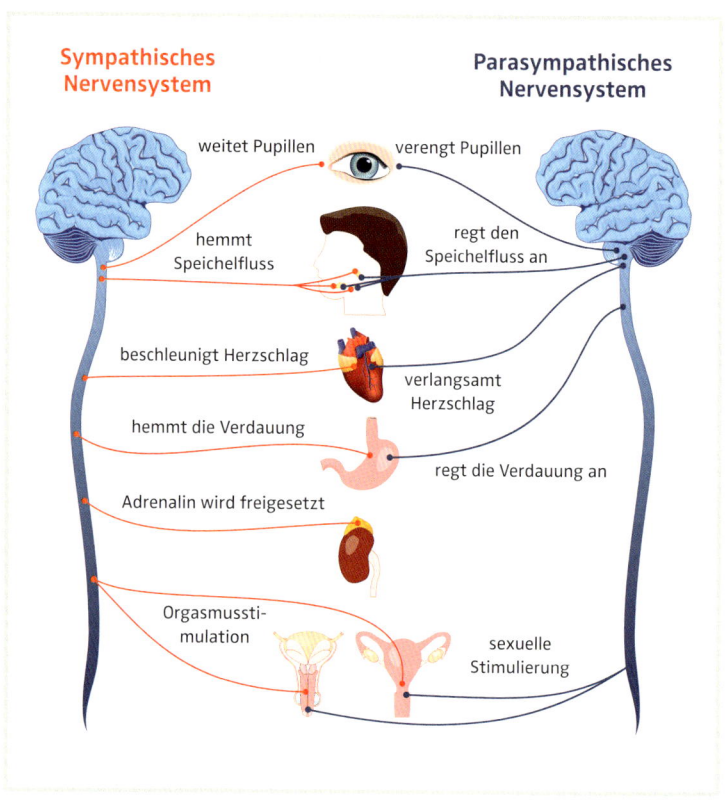

Der Parasympathikus sorgt für Ruhe

Der Parasympa-
thikus regt die
Erholung und
Verdauung an.

Im Grunde erklärt sich die Wirkung des Parasympathikus fast von allein, denn er wirkt genau gegensätzlich zum Sympathikus. Er ist zuständig für Erholung, Entspannung, Verdauung und Energie-aufbau, also dafür, den Akku wieder aufzuladen. Die Durchblu-tung und der Tonus der Skelettmuskulatur werden zurückgefah-ren, Herz- und Atemfrequenz verlangsamen sich, die Bronchien werden enggestellt. Der Energiebedarf wird verringert, denn im Ruhezustand verbrauchen die Zellen von Gehirn und Muskeln nicht so viel Sauerstoff; im parasympathischen Zustand sollen vielmehr die Energiereserven wieder aufgebaut werden.

Die Verdauungsorgane erhalten viel Blut, die Sekretion der Verdauungssäfte wird angeregt, und somit können die Nährstoffe aus der Nahrung optimal aufgenommen und verwertet werden. Auch eine Entspannung der Schließmuskeln bewirkt, dass alle Säfte fließen können. Allein diese Zeilen zu lesen, sorgt auf eine gewisse Weise schon für Entspannung, oder etwa nicht?

Verspannungen im Detail: vielfältige Einflussfaktoren

Aus der Gegenüberstellung der beiden Anteile des vegetativen Nervensystems lässt sich eines der allergrößten Kernprobleme unseres heutigen Lifestyles erklären – und damit auch eine der Hauptursachen für Verspannungen. Es geht um chronischen Stress. Heureka! Häufig als universeller Begriff benutzt, ist damit meist die ständige Überbelastung im Alltag gemeint, sowohl auf beruflicher als auch privater Ebene.

Andauernder Stress

Ständiger Termin- und Leistungsdruck, Verpflichtungen und Verantwortungen sowie zusätzliche unerwartete Ereignisse machen uns Stress. Und das in der Regel nicht nur an einzelnen Tagen, sondern oft dauerhaft und über viele Jahre hinweg. Mit inbegriffen sind die damit verbundenen körperlichen Reaktionen, also eine Dominanz des Sympathikus – oder etwas flapsig gesagt: „Du bist sehr sympathisch." Aus dieser konstanten Sympathikusaktivität ergibt sich auch gleich eine Ursache für unser Verspannungsthema: ein allgemeiner, dauerhaft erhöhter, angespannter Muskeltonus, der zudem noch viel Energie verbraucht. Kein Wunder, dass du dich häufig so ausgelaugt fühlst und ständig schlafen könntest, wenn man dich nur endlich ließe.

Vielfältige weitere Beschwerden lassen sich durch Dauerstress und ein vegetatives Ungleichgewicht erklären. Darunter z. B. Verdauungsprobleme und Nährstoffmängel, da die entsprechenden Organsysteme nicht mehr optimal durchblutet und so in ihrer Ei-

> Eine konstante Sympathikusaktivität hat einen dauerhaft erhöhten, angespannten Muskeltonus zur Folge.

genbewegung träge werden. Ständige Müdigkeit und Erschöpfung, weil dein Körper konstant Energie verbraucht, die benötigten Reserven jedoch gar nicht wieder auffüllen kann. Kieferbeschwerden, weil deine Kaumuskulatur ständig so angespannt ist, dass du nachts über knirschende oder aufeinanderpressende Zähne unterbewusst emotionale Stressthemen abbaust. Wir könnten diese Beschwerdeliste wohl noch lange fortführen, doch auch schon diese wenigen Beispiele schaffen ein neues Bewusstsein für die Komplexität all jener Mechanismen, mit denen dein Körper unaufhörlich zu kämpfen hat. In jeder Sekunde deines Lebens, auch wenn du gar nicht darüber nachdenkst.

Unser Geheimtipp für Stressabbau und mehr Entspannung

Die Schlafbeere oder auch Ashwagandha ist eine Heilpflanze, die wir sehr regelmäßig in unseren Praxen empfehlen. Ihr werden folgende positive Wirkungen nachgesagt:

- Anti-Stress-Wirkung
- Angstlösung
- Verbesserung der Hirnleistung
- Förderung des Schlafes

Dauerstress durch Sorgen und Ängste

Chronischer Stress umfasst nicht nur Druck durch Deadlines, Aufregung durch zwischenmenschliche Beziehungen oder lästige Verpflichtungen, wenn etwa urplötzlich das Auto in die Werkstatt muss, obwohl die kostbare Zeit und das Geld schon anderweitig eingeplant waren. Chronischer Stress bedeutet auch Sorgen, Ängste und die ständige Auseinandersetzung mit negativen Gedanken.

Schau dir doch heute einmal die Nachrichten bewusst unter diesem Gesichtspunkt an: Wie viele der Berichte zum Tagesgeschehen sind tatsächlich positiv und freudig? Vielleicht noch der Sportteil, wenn dein Lieblingsteam an diesem Spieltag gewonnen hat. Ansonsten prasseln beinahe ausschließlich Leid, Krankheit, Krieg, finanzielle Sorgen, Angst vor der Zukunft und dramatische Schicksalsschläge auf uns ein. Und wir behaupten, dass du deinen Alltag mit solchen Informationen sicherlich nicht gerade unbekümmert und gut gelaunt bestreitest.

Auch wenn wir alle mittlerweile auf eine gewisse Art und Weise abgestumpft sind, bewirkt diese gesamte Negativität etwas in unserem Unterbewusstsein. Selbst, wenn wir vor dem Fernseher einschlafen, nimmt unser Gehirn unterbewusst die subtilen Botschaften weiter auf und verarbeitet diese. Es ist kaum verwunderlich, dass Depressionen, Schlafprobleme, Angststörungen, Panikattacken, Burn-out und Co. mittlerweile so dermaßen häufig in unserem Alltag auftreten.

> Auch wenn wir alle mittlerweile auf eine gewisse Art und Weise abgestumpft sind, bewirken die vielen negativen Nachrichten etwas in unserem Unterbewusstsein.

Stressabbau über Kiefergelenk und Kaumuskulatur

Der Stress des Alltags begegnet uns nachts wieder, denn besonders im Schlaf arbeitet unser Gehirn auf Hochtouren, das Erlebte des vergangenen Tages wird verarbeitet. Doch jetzt tritt mitunter ein Phänomen auf, welches du möglicherweise von dir selbst kennst: das Knirschen mit den Zähnen.

Häufig sind wir uns dessen nicht bewusst und die Lebenspartner weisen freundlich oder auch sehr genervt darauf hin. Oft kommt ein entsprechender Hinweis auch vom Zahnarzt, dann meist inklusive der Empfehlung einer Anti-Knirschschiene.

Eine verbreitete Alternative zum Zähneknirschen ist das schon erwähnte Pressen mit den Zähnen. Beides läuft auf das Gleiche hinaus: unterbewusster Stressabbau.

Deine Kaumuskulatur ist übrigens die kräftigste Muskulatur in deinem Körper. Demnach kannst du dir vorstellen, dass das Ausmaß nächtlicher Knirsch- oder Pressarbeit langfristig äußerst negativ für deine Gesundheit und dein Wohlbefinden ist. Die beteiligten Kaumuskeln sind meist derbe verspannt und verhärtet. Von außen gut tastbar sind vor allem zwei dieser Muskeln: der Massetermuskel im Bereich der Wangen und der Temporalismuskel in der Schläfenregion. Beide sind gut spürbar, sobald du mit dem Kiefergelenk Bewegungen des Zubeißens oder Kauens durchführst.

Über das Zähne-
knirschen oder
-pressen bauen wir
nachts Stress ab.

Es ist dann also auch nicht verwunderlich, sollte dein Kiefergelenk des Öfteren knacken. Da dein Kiefergelenk auch eine direkte gelenkige Verbindung zu einem Knochen in der Nähe des Ohres und somit auch dort starke Einflussmöglichkeiten hat, sind weitere Phänomene und Beschwerden wie Schwindel oder Ohrengeräusche denkbar.

Sitzen ist das neue Rauchen

Was meinst du, bewegst du dich genug im Alltag? Es ist kein Geheimnis, dass vor allem vielseitige und abwechslungsreiche Bewegung elementar für Gesundheit und Wohlbefinden ist und viele positive Auswirkungen auf unseren Körper hat. Und, wie die Gesundheitswissenschaft immer mehr feststellt, auch auf unser seelisches Wohl. Ein essenzieller Grund, warum Bewegung so wichtig ist und uns guttut, ist, weil sie die Durchblutung anregt und fördert. Umgekehrt können wir uns nur zu gut ein Bild davon machen, welche Auswirkungen das ständige Sitzen auf uns hat – eine statische Haltung oder Position über mehrere Stunden täglich, und das, obwohl wir doch eigentlich anatomisch und physiologisch für viel Bewegung konzipiert sind.

Außerdem sind noch dazu unsere Arbeitsräume häufig völlig befreit von Frischluft und natürlichem Licht. Es ist kein Wunder, dass wir beinahe bei jedem Patienten in der Praxis auf das Thema Vitamin-D-Mangel stoßen. Um das schreckliche und dennoch nicht überspitzte Bild eines gewöhnlichen Büroarbeitsplatzes zu vervollständigen, fehlt noch das ständige Gebimmel des Telefons, des Handys oder E-Mail-Postfaches. Wenn du Pech hast, machen auch noch andere Geräte Störgeräusche am laufenden Band, z. B. der Drucker oder die Kaffeemaschine.

Dies sind alles Umstände, die dein Körper überhaupt nicht mag. Warum? Weil sie nicht unserer menschlichen Natur und Biologie entsprechen. Allein schon durch das bloße Sitzen verkümmern zahlreiche Muskeln, während andere verkürzen oder unaufhaltsam gegen die monotone Arbeitshaltung anarbeiten müssen und deswegen letztendlich verspannen.

Die Folgen unseres modernen Lebens, in dem wir beispielsweise zu viel sitzen, schauen wir uns mal im Detail an:

Durch das bloße Sitzen verkümmern zahlreiche Muskeln, während andere verkürzen oder gegen die Arbeitshaltung anarbeiten müssen und letztendlich verspannen.

Durchblutungsstörungen

Wenn alles in deinem Körper frei fließen kann, dann ist dein Körper gesund. Alle Körperstrukturen können gut mit Nährstoffen und Sauerstoff versorgt werden und zugleich ungehindert Schlackenstoffe und Abfallprodukte entsorgen. Anders ist es beim stundenlangen Sitzen, zu dem wir in einem separaten Abschnitt auch noch ausführlicher kommen werden. Vorweg: Ganz gleich, ob im Auto, im Büro oder auf dem Sofa nach Feierabend, Sitzen bedeutet keine Bewegung. Und keine Bewegung führt zu einer eingeschränkten und verschlechterten Durchblutung im gesamten Körper.

Bewegungsmangel verschlechtert die Durchblutung im gesamten Körper.

Was passiert, wenn etwas nicht mehr fließen kann? Im Straßenverkehr kommt es z. B. zu einem Stau oder besser gesagt zu einem Rückstau. Ebenso im Körper. Das, was eigentlich aus den Zellen entfernt werden sollte, reichert sich nun an. Allein dieser Prozess kann schon Verspannungen in der Muskulatur verursachen. Auch deine Organe werden in ihrer gesunden Funktion eingeschränkt. Ein Beispiel hierfür sind Verdauungsprobleme. Dies kann sich im Stuhlgang äußern, aber auch in einer schlechteren Aufnahme wichtiger Nährstoffe, also von Mineralstoffen, Spurenelementen und Vitaminen, mit nachhaltigen negativen Auswirkungen auf dein leibliches sowie seelisches Wohl.

Eine schöne Metapher für die Bedeutung von Bewegung und das freie Fließen aller Körperflüssigkeiten ist das Bild eines Flusses.

Platziert man große Felsbrocken in den Flusslauf, fließt das Wasser zwar weiter, jedoch mit anderer Qualität. Gesundheit bedeutet freien Durchfluss in beide Richtungen. Große Felsbrocken sollten also am besten beseitigt werden.

In die Gänge kommen für eine bessere Durchblutung

Ein eindrucksvolles Beispiel für den Einfluss der Durchblutung auf Verspannungen und körperliche Schmerzen ist eine Steifigkeit und Schmerz im unteren Rücken etwa nach langem Sitzen, Stehen oder auch morgens nach der Nachtruhe. Durch die statische Position über einen längeren Zeitraum kommt es zu einer schlechteren Durchblutung und somit zum Rückstau in die Strukturen der Wirbelsäule. Dies bewirkt eine Druckerhöhung und Ansammlung von Stoffwechselendprodukten, die nicht gut für deine Muskeln sind.

Das Ergebnis ist, dass du kaum aufstehen kannst, weil du dich so steif fühlst und das Gefühl hast, dass der Rücken gleich durchbricht. Sobald du ein wenig in Bewegung kommst und alle Strukturen besser durchblutet werden, werden auch die Beschwerden schrittweise besser.

> Eine schlechtere Durchblutung des Verdauungstraktes hat auch ein Nachspiel für Botenstoffe im Körper – unsere Hormone.

Und noch einen weiteren wichtigen Aspekt möchten wir gerne in diesem Zusammenhang anreißen: nämlich den Einfluss auf die geistige Gesundheit. Eine schlechtere Durchblutung des Verdauungstraktes etwa hat auch ein Nachspiel für Botenstoffe im Körper – die Hormone. Im Darm wird beispielsweise der größte Anteil des Glückshormons Serotonin gebildet.

Ein Mangel an Serotonin kann zu Veränderungen deiner Stimmung oder sogar zu Depressionen führen. Interessant, oder? All das nur durch Bewegungsmangel und statische Körperhaltungen. Vielleicht wird dir jetzt schon bewusst: Je mehr du die Ursachen und Wirkungen deiner Verspannungen nachvollziehen kannst, desto effektiver und nachhaltiger kannst du auch die richtigen Schritte einleiten, um ihnen endlich Adios zu sagen.

Gestörte Funktion des Zwerchfells

Der Hauptmotor für deine Durchblutung ist dir garantiert schon bekannt: dein Herz, die aktivste und langlebigste Pumpe, die man sich vorstellen kann. Doch es gibt noch einen weiteren Pumpmechanismus, der nicht weniger wichtig ist, und das ist deine Atmung.

Durchschnittlich machen wir jeden Tag ca. 20.000 Atemzüge. Verantwortlich dafür ist nicht allein deine Lunge, sondern auch das Zwerchfell als zentraler Muskel für den Atmungsprozess. Mittels Kontraktion und Absenkung ermöglicht es ein Einströmen von Luft in die Lungen. Die Lungen erfüllen bei der Atembewegung also im Grunde nur eine passive Funktion.

Auch die Arbeit des Herzens wird durch die Bewegungen des Zwerchfells unterstützt, weil beide anatomisch und funktionell miteinander verbunden sind. Und da ist noch mehr. Durch das Absinken und Ansteigen des Zwerchfells, das du dir wie eine Art Trampolin oder Schwungtuch vorstellen kannst, werden auch die Bauchorgane mobilisiert. Wenn du beim Atmen einmal nach unten auf deinen Bauch schaust, siehst du diesen Vorgang ganz genau: Dein Bauch wölbt sich vor, weil sich das Zwerchfell absinkt und die Bauchorgane ihren Weg nach unten vorne suchen. Erst durch die Bewegung des Zwerchfells entsteht also ganz viel Dynamik wie auch ein Pumpmechanismus für die Flüssigkeiten, die im Körper zirkulieren.

> Die Arbeit des Herzens wird durch die Bewegungen des Zwerchfells unterstützt, weil beide anatomisch und funktionell miteinander verbunden sind.

Wenn du dir jetzt vorstellst, dass sich das Zwerchfell im Sitzen durch die Position deines Körpers gar nicht so gut kontrahieren und damit absenken kann, sich auch dein Brustkorb nicht so gut ausweiten kann, dann kommst du zu der Schlussfolgerung, dass du infolgedessen nicht nur ineffizient atmen musst, sondern dieser Pumpmechanismus auch für deine Körperflüssigkeiten nicht optimal abläuft. Aus diesem Grund ist eine schlechte, vorgebeugte Haltung immer auch ein negativer Einflussfaktor für Verspannungen. Schauen wir uns also das Thema Sitzen noch etwas genauer an.

Das Zwerchfell ist unser zentraler Muskel für den Atmungsprozess

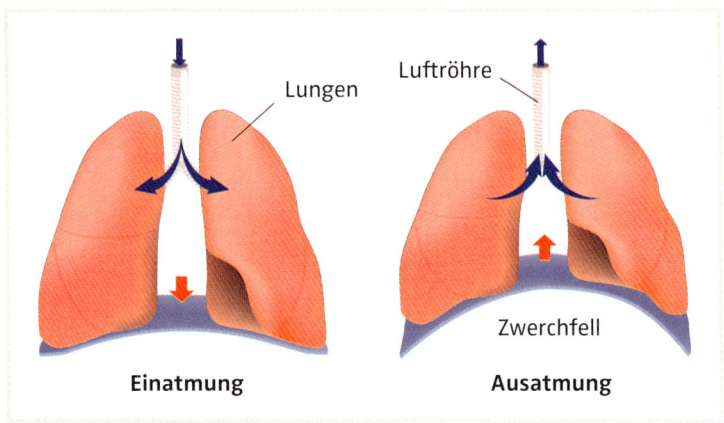

Einatmung   **Ausatmung**

Seit Beginn des Industriezeitalters sind die Arbeitsabläufe und -belastungen bis ins digitale Zeitalter zunehmend monotoner geworden. Die moderne Technik hat uns Menschen durch Computer, künstliche Intelligenz, Maschinen und Smart-Home-Technologie unserer Bewegung beraubt. In einem Ausmaß, dass wir in unserer Freizeit einem aktiven Ausgleich nachgehen müssen, damit wir uns überhaupt täglich ein bisschen bewegen.

Auch der typische Arbeitsrhythmus von morgens früh bis zum späten Nachmittag limitiert uns in unserer Aktivität. Es betrifft nicht gerade wenige Menschen, die ca. acht Stunden jeden Tag an ihren Schreibtisch gefesselt sind. Sitzend, mit schlechter und vorgebeugter Körperhaltung wird stundenlang auf einen Bildschirm gestarrt. Zu allem Überfluss ist das Mobiliar häufig auch noch schlecht eingestellt und nicht an die individuellen Bedürfnisse angepasst.

Oft arbeiten wir unter Bedingungen, die es erfordern, dass wir in unserer Freizeit einem aktiven Ausgleich nachgehen müssen.

Du kannst dir gerne jetzt gleich einen kurzen Moment Zeit nehmen und vergleichen, wie deine Atmung und die Ausweitung des Brustkorbes ausfallen, wenn du aufrecht sitzt – oder sogar stehst – und wie es sich anfühlt, wenn du zusammengesackt auf dem Stuhl oder Sofa sitzt. Erstaunlich, oder? Diese Zusammenhänge sind so einfach und dennoch unglaublich eindrucksvoll.

Checkliste für deinen ergonomischen Arbeitsplatz

• Höhenverstellbarer Schreibtisch und Bürostuhl (an den Körper angepasst)
• 90-Grad-Winkel zwischen Ober- und Unterschenkel im Sitzen
• Die Lendenstütze des Bürostuhls befindet sich auf Gürtelhöhe
• 90- bis 100-Grad-Winkel zwischen Ober- und Unterarm
• Abstand der Augen zum Bildschirm beträgt etwa 50 bis 80 cm
• Die Oberkante des Bildschirms befindet sich maximal auf Augenhöhe
• Die Armlehnen des Bürostuhls sind ca. auf Tischhöhe eingestellt
• Die Bildschirmgröße beträgt mindestens 22 Zoll (entspricht einer Bildschirmdiagonalen von 55,88 cm)

Dein Zwerchfell hat beispielsweise nicht nur wie beschrieben Einfluss auf die Durchblutungssituation des Körpers, sondern kann auch über das Nervensystem zu Verspannungen führen. Insbesondere die Muskulatur der Halswirbelsäule hat eine tiefere Verbindung zum Zwerchfell: über den Phrenikusnerv. Oft wird er auch als Zwerchfellnerv bezeichnet, weil es der Nerv ist, der das Zwerchfell ansteuert und ihm die Befehle erteilt, sich zu kontrahieren.

Allerdings ist dieser Prozess keine Einbahnstraße. Dein Nervensystem registriert auch Informationen aus anderen Richtungen. Das heißt, wenn dein Zwerchfell verspannt ist, kann diese Botschaft auch in der Halswirbelsäule ankommen und wiederum eine Reaktion hervorrufen. Häufig in Form von Verspannungen und Gelenkblockaden. Wieso Blockaden entstehen, schauen wir uns noch genauer an (siehe Seite 61). So viel vorweg: Dies ist ebenfalls ein spannender Prozess und führt zu echten Aha-Momenten, wenn wir die Mechanismen dahinter zu verstehen beginnen.

Verspannungen der Muskulatur können aber auch im unteren Teil des Rückens durch das Zwerchfell entstehen, da dieses auf den Vorderflächen der Wirbelkörper Muskelansätze hat. Das bedeutet,

Der Körper reagiert vielseitig auf die belastenden Umstände.

dass eine Verspannung des Zwerchfells als Schmerz im unteren Rücken interpretiert werden kann. Auch in unserem Praxisteil, der Body-Mind-Methode ab Seite 95, haben wir dem Zwerchfell eine besondere Bedeutung beigemessen. Nicht zuletzt, weil die Atmung einen insgesamt so großen Hebel auf dem Weg zu mehr Gesundheit und Wohlbefinden darstellt.

Verkürzter Hüftbeuger

Wir sind immer wieder fasziniert, wie die einzelnen Körperteile miteinander in Verbindung stehen und synergistisch funktionieren. Ein durch Vielsitzen ebenfalls besonders regelmäßig betroffener Muskel ist der Hüftbeuger oder auch Psoasmuskel genannt. Durch ständiges Sitzen verkürzt er, verliert seine Flexibilität und wird letztendlich hart und verspannt.

Die Nieren und der Hüftbeuger beeinflussen Rückenschmerzen.

Der Laie weiß in der Regel nicht, dass dieser Muskel seinen Ursprung an der unteren Wirbelsäule hat und bei Verspannung und Verkürzung an der Wirbelsäule zieht – ähnlich wie bei einem Tauziehwettbewerb. Hast du dich schon einmal gewundert, warum du Rückenschmerzen bekommst, wenn du lange im Auto sitzt oder lange deinen Bürostuhl hütest? Doch damit nicht genug.

Der Psoas hat auch einen direkten anatomischen Bezug zu deinen Nieren, sie sind quasi Nachbarn. Die Nieren befinden sich direkt unterhalb des Zwerchfells in Höhe des Überganges von der Brustwirbelsäule zur oberen Lendenwirbelsäule. Vielleicht hast du schon einmal eine Nierenbeckenentzündung gehabt und kannst dich noch gut an die Schmerzstelle erinnern.

Während der Ein- und Ausatmung sinkt dein Zwerchfell ja auf und ab. Dass dadurch die Organe in Bewegung gebracht werden, fällt bei den Nieren besonders deutlich aus, die bei jeder Atembewegung tatsächlich einige wenige Zentimeter an Strecke machen, also stark von deiner Atmung profitieren. Sie werden besser durchblutet und können somit auch effektiver entgiften, denn:

Die Nieren sind wichtige Entgiftungsorgane, welche dein Blut reinigen und Abfallprodukte über den Harn ausscheiden. Auch deine Leber hat als Hauptaufgabe die Entgiftung und liegt ihrerseits in unmittelbarer Nachbarschaft zum Zwerchfell. Durch deine Atmung wird sie besonders deutlich mobilisiert und mehr durchblutet.

Verkürzte Brustmuskeln

Das Tragische ist, dass das ständige Sitzen noch so viel mehr negative Folgen nach sich zieht und auch viele unterschiedliche Muskeln mit Verspannungen regelrecht bestraft werden. Ja genau, deine Muskeln schreien nach Hilfe. Mach doch einfach einmal dieses kleine Experiment und fühle jetzt einmal, wie sich dein Muskel im Schulterbereich anfühlt: der berühmte Trapeziusmuskel, der wirklich bei beinahe jedem Menschen hart und verspannt ist. Fühlt sich das nicht auch für dich wie ein Schrei nach Aufmerksamkeit an? Dein Körper gibt wirklich alles, um das System am Laufen zu halten.

Dadurch, dass die Schultern bei vorgebeugter Monitorhaltung immer weiter nach vorne gezogen werden, verkürzen und verspannen sich auch die Brustmuskeln. Die Muskeln des vorderen seitlichen Halses, des Nackens und des oberen Rückens werden dadurch dauerhaft beansprucht und härter und härter. Bei Druck auf diese verspannten Bereiche entsteht ein Schmerz. Häufig sogar nicht einmal lediglich bei Druck, sondern auch in Ruhe ohne Fremdeinwirkung. Es ist ein wirklich widerliches, ziehendes Verspannungsgefühl – verbunden mit dem sehnlichen Wunsch, dass jemand sanft seine Hände an die verspannte Muskulatur anlegt und sie knetet.

Dadurch, dass die dauerhaft beanspruchte Schulter- und Nackenmuskulatur zahlreiche Ansätze an weiteren Körperregionen hat, werden diese ebenfalls in dieses Spiel mit einbezogen. Leider ein Spiel, bei dem es anscheinend nur Gegentore hagelt. Beinahe jeder Schreibtischtäter leidet etwa irgendwann auch an Spannungskopfschmerzen. Quälende Schmerzen, die wie eine Kapuze vom Hinterkopf bis nach vorne in die Stirn und hinter die Augen ziehen.

Als wenn all die negativen Folgen, die wir bis hierhin schon beschrieben haben, noch nicht ausreichen würden, fordert dein Bürostuhl und Schreibtisch noch mehr Opfer. Switchen wir dazu noch einmal zur Brustmuskulatur sowie den Gegenspielern, also den Muskeln zwischen deinen Schulterblättern. Hierzu zählen der schon erwähnte Trapezius oder die sogenannten Rhomboiden.

Ein Beispiel: Sitzt du stundenlang vornübergebeugt vor dem Computer, wird sich dein Brustmuskel mit der Zeit verspannen und verkürzen. Auch wird er dich immer weiter nach vorne ziehen – quasi in den Bildschirm hinein. Jetzt findet wieder das Tauziehen statt. Um deinen Körper dennoch halbwegs in einer aufrechten Position zu halten, arbeiten die Muskeln im oberen und mittleren Rückenbereich zwischen deinen Schulterblättern dagegen. Dies führt selbsterklärend zu starken Verspannungen und auch muskulären Verhärtungen. Diese können lokale Schmerzen verursachen, aber auch etwa ausstrahlende Schmerzen in deinen Armen, Referred pain (engl. = übertragener Schmerz) genannt. Es handelt sich also um eine Verspannung in einem Muskel, während der dazugehörige Schmerz aber in einem ganz anderen Bereich zu verspüren ist. Das ist doch Wahnsinn, oder?

Ebenfalls können Schmerzen in den Armen auch durch den Brustmuskel entstehen, der ja am Schreibtisch konstant nach vorne zieht. Dabei zieht er vor allem auch deine Schultern nach vorne. Dies hat zur Folge, dass der Bereich um das Schultergelenk und die Achselhöhle eng gemacht wird. Enger, als er ohnehin schon ist. Durch die Einengung entstehen wiederum gerne Diagnosen wie das Impingement: Dadurch, dass der Raum unter dem knöchernen Schulterdach enger wird, kommt es zu einer entzün-

Beinahe jeder Schreibtischtäter leidet etwa irgendwann auch an Spannungskopfschmerzen.

Muskelverspannungen bewirken oft in andere Körperbereiche ausstrahlende Schmerzen.

dungsfördernden Reibung des sich darunter befindenden Schleim-
beutels und der Sehnen.

Gleichzeitig wird in der Achselhöhle auch noch der Verlauf der
Nerven für Arm und Hand eng gemacht. Es folgen Irritationen
eben dieser Nerven, ein Taubheitsgefühl oder Kribbeln in mehreren Fingern oder der Hand wird oft spürbar. Manchmal kann es
auch ein Schmerz sein. Zu allem Überfluss kann ein ständig vorgebeugter Brustkorb sich gar nicht richtig bewegen und entfalten,
wie es für eine gesunde Atmung und Funktion der Lungen unabdingbar ist.

Gerade aus diesem Grund, ist es so wichtig, den Brustkorb wieder vermehrt geöffnet und befreit zu bekommen. Dieser Aspekt
spielt in unserem ganzheitlichen Body-Mind-Konzept folglich
eine besonders wichtige Rolle. Denn alleine durch die Aufrichtung deines Körpers hast du einen großen positiven Einfluss auf
deine Verspannungen und auf deine Gesundheit im Allgemeinen.

Ermüdung der Augen

Apropos Augen. Auch die Bewegungen der Augen werden, genauso wie das Erzeugen eines scharfen Bildes, durch die An- und Entspannung von kleinen Muskeln ermöglicht. Eine einseitige Belastung der Augenmuskeln, sprich das stundenlange Betrachten eines Bildschirms aus kurzer Distanz, führt zwangsläufig zu
Verspannungen und auch Ermüdung der Augen.

Die Augen stehen
mit der Nacken-
muskulatur in
Verbindung.

Neu könnte für dich sein, dass deine Augen eine reflexartige
Verbindung zu den kurzen Nackenmuskeln haben. Leider bedeutet das auch, dass sich beide gegenseitig in einen verspannten Zustand hochschaukeln und überanstrengte Augenmuskeln Kopfschmerzen verursachen können.

Pause für deine Augen!
Um die Augen zu entlasten und die Augenmuskeln kurzzeitig aus der Naheinstellung vor dem Bildschirm zu befreien, ist es sehr erholsam und sinnvoll, in gewissen Abständen für mindestens eine Minute aus dem Fenster in die Ferne zu schauen. Dadurch können deine Augen für einen kurzen Moment Pause machen – und du auch!

Unterarmschmerzen

Ein Tennisarm entsteht auch durch einseitige Belastung im Büroalltag.

Insbesondere Bediener einer Computermaus oder Vieltipper laufen Gefahr, sich eine Verspannung in einem ganz besonderen Bereich einzufangen. Die Rede ist vom weltberühmten Tennisarm oder Tennisellenbogen, der meist gar nicht durch Tennisspielen verursacht wird. Jedoch führen häufig monotone und repetitive Mikrobewegungen der Hand und Finger, wie beispielsweise das ständige Klicken auf der Maus in einem dazu noch ungünstigen Winkel zu einer Verspannung der kleinen Muskeln des Unterarmes und Reizung wie Entzündung der dazugehörigen Sehnen. Meist ist das sehr schmerzhaft und hinderlich im Alltag, sowohl privat als auch beruflich.

Auch hier spielt die schlechte Haltung am Arbeitsplatz mit vorgezogenem Kopf und nach vorne fallenden Schultern wieder eine wichtige Rolle in der Ursachenfindung. Die Konsequenzen für den Unterarm ergeben sich nämlich durch eine schlechtere Ansteuerung durch die Nerven. Du erinnerst dich noch an die Nervenstränge, die durch die Achselhöhle in Richtung Arm weiterziehen? Dazu kommt eine schlechtere Durchblutung und damit Heilungsfähigkeit. In unserem Übungsteil gehen wir auch auf diese Problematik ein und zeigen dir einfache Möglichkeiten zur Selbsthilfe.

Ein weiterer Tipp bei häufigen Reizungen und Entzündungen im Unterarmbereich ist der Umstieg auf eine vertikale PC-Maus. Der andere Belastungswinkel entlastet gegenüber herkömmlichen Mäusen jene Muskeln, die bei einem Tennisarm betroffen sind.

Auf diese Weise ermöglichen vertikale Mäuse ein Schonen und eine Erholung deiner Körperstrukturen.

Maßnahmen bei Reizungen und Entzündungen im Unterarmbereich

In unserer Praxiserfahrung haben sich die folgenden Maßnahmen bewährt:

- **Die Einnahme von hoch dosiertem Vitamin D3 zusammen mit K2:** Beide Nährstoffe sind wichtig für ein gesundes Immunsystem und den Kalziumstoffwechsel. Vitamin D3 wirkt entzündungshemmend im Körper.
- **Die Einnahme von Magnesium:** Magnesium wird gerne bei Muskelkrämpfen eingesetzt, kann unserer Erfahrung nach aber auch gut bei angespannter und verhärteter Muskulatur helfen. Insgesamt ist es wichtig für einen gesunden Muskelstoffwechsel.
- **Die Einnahme von Kurkuma:** Der altbekannten Wurzel werden eine starke Entzündungshemmung und noch viele weitere positive Wirkungen auf die Gesundheit nachgesagt. Du kannst sie als Nahrungsergänzung oder auch gerne regelmäßig als Küchengewürz verwenden.
- **Die Einnahme von Omega-3-Fettsäuren:** Omega-3-Fettsäuren findest du beispielsweise vermehrt in Chiasamen, Leinsamen, Walnüssen, fettigen Fischsorten oder Algen, alternativ bieten sich auch hier Nahrungsergänzungsmittel an. Omega-3-Fette haben ebenfalls eine entzündungshemmende Wirkung und sind wichtig für die Ummantelung deiner Nerven.

Hormonelles Ungleichgewicht

Sowohl die Nieren als auch ihre Anhängsel, die Nebennieren, bilden eine Vielzahl an ganz wichtigen Hormonen. Ein Hinweis zum Schmunzeln: Die Nebennieren und Nieren sehen zusammen so aus, als ob die Nieren eine Mütze tragen – Nebennierenmützen sozusagen. Die Nieren bilden das sogenannte Renin, ein Hormon, das an der Blutdruckregulation beteiligt ist, sowie das dir möglicherweise bekannte EPO oder Erythropoetin, das zu einer erhöhten Bildung roter Blutkörperchen führt. Das ist auch der Grund, warum EPO einen Katalysator für bessere sportliche Leistungsfähigkeit darstellt und vielen als Dopingmittel bekannt ist.

Betrachten wir jetzt noch die Hormone der Nebennieren, finden wir auch hier prominente Vertreter der Hormonsociety. Deine Nebennieren schütten in akuten Stresssituationen beispielsweise Adrenalin aus. Es gibt aber auch noch andere Stresshormone, wobei wir hier besonders das Cortisol betonen möchten, weil es als Langzeitstresshormon bei beinahe all unseren Patienten eine entscheidende Rolle spielt.

Kurzfristig gesehen ist die Cortisolausschüttung ein absolut natürlicher und lebensnotwendiger Prozess. Normal ist es auch, dass der Cortisolspiegel im Laufe eines Tages natürlichen Schwankungen unterliegt. In den Morgenstunden schüttet dein Körper normalerweise die höchste Cortisolmenge aus, damit du aus dem Bett und schwungvoll in den Tag starten kannst. Im Tagesverlauf richtet sich der Cortisolspiegel nach den Herausforderungen, denen du dich stellst.

Am Abend ist es dann ebenso normal, dass die Nebennierenrinden die geringste Menge an Cortisol in die Blutbahn ausschütten, denn es ist Zeit, zur Ruhe zu kommen und die Kontrolle dem hormonellen Gegenspieler, dem Schlafhormon Melatonin, zu überlassen. Für den Schlaf-wach-Rhythmus spielt übrigens auch das dir schon bekannte Glückshormon Serotonin im Wechselspiel mit Melatonin eine wichtige Rolle. Gut zu wissen ist in diesem Zusammenhang, dass Hormone allgemein darauf abzielen, für deinen Körper den Salz-Wasser-Haushalt und den Blutdruck zu regulieren.

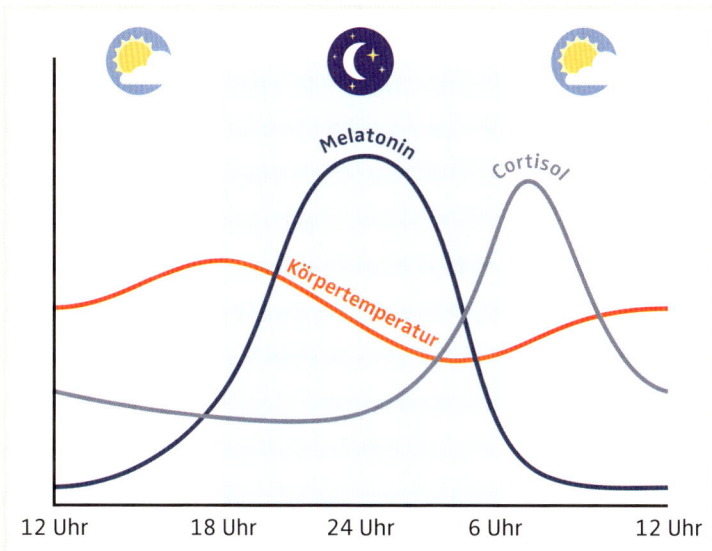

In den Morgenstunden schüttet unser Körper normalerweise die höchste Cortisolmenge aus

Cortisol steigert deinen Blutdruck. In einer akuten Stresssituation ist das auch durchaus gewünscht, langfristig aber nicht wirklich toll. Schauen wir genauer hin, finden wir beispielsweise, dass das Cortisol ebenfalls mit dem Blutzuckerspiegel zu tun hat und Körperfunktionen effektiv unterdrückt, die in Stresssituationen nicht so sehr gebraucht werden. Funktionen für Wachstum und Erholung, Fortpflanzung und Immunsystem bleiben bei andauerndem Stress deswegen auf der Strecke.

Da Cortisol auch den Serotoninspiegel im Körper senkt, können sich emotionale Folgen bemerkbar machen. So kann es u. a. zu Niedergeschlagenheit, Angstzuständen und depressiven Verstimmungen kommen.

Ganz schön beeindruckend und mitunter gleichzeitig erschreckend, welchen Einfluss vielstündiges und insgesamt langjähriges Sitzen auf deinen Körper haben kann, nicht wahr? Der Vollständigkeit halber erwähnen wir noch, dass die Nebennieren auch noch ein Hormon produzieren, welches maßgeblichen Einfluss auf deine Elektrolyte sowie Vorläuferhormone hat, die zu Geschlechtshormonen verstoffwechselt werden, denke etwa an das Östrogen oder Testosteron.

Schwindel und Ohrgeräusche

Unsere Ohren bestehen nicht nur aus der Ohrmuschel und dem Gehörgang, sondern außerdem aus dem Mittelohr mit den Gehörknöchelchen Hammer, Amboss und Steigbügel, die für die Übertragung und Verstärkung von eintreffenden Schallwellen verantwortlich sind. Dazu kommt noch dein Innenohr, der Sitz des Gleichgewichtssinnes und der Hörverarbeitung.

Was hat das Ohr mit verspannten Muskeln und einer einseitigen Körperhaltung und -belastung zu tun? Es gibt beispielsweise einen Muskel seitlich am Hals, der Sternocleidomastoideus genannt wird. Er erstreckt sich vom inneren Drittel deines Schlüsselbeins bis hin zum Warzenfortsatz, welcher direkt hinter deinem Ort liegt und zu einem Knochen des Schädels gehört, der Schläfenknochen genannt wird. Hier schließt sich der Kreis, denn in diesem Knochen ist dein Ohr zu Hause.

Wahrscheinlich kannst du dir jetzt schon denken, was passiert, wenn der Sternocleidomastoideus verspannt ist. Dies passiert gerne bei einer Körperhaltung, bei der unser Kopf ständig nach vorne geschoben und der Rücken rund ist. Selbsterklärend hat der Spannungszustand dieses Muskels bei ständigem Sitzen aber auch Einfluss auf alles, was mit dem Ohr zu tun hat. Wir wollen kurz einige Symptome aufzählen: Schwindel, Tinnitus oder andere Ohrengeräusche und auch Kiefergelenksbeschwerden. Wieso auch das noch?

> Verspannungen können sich auch auf die Ohren auswirken.

Das Kiefergelenk dockt quasi am Schläfenknochen an, der Knochen bildet die knöcherne Gelenkpfanne für dein Kiefergelenk. Für dein besseres Verständnis hilft auch hier wieder die Metapher des Tauziehens. Wenn du dir vorstellst, wie ständig jemand an deiner Ohrregion zerrt, dann muss das irgendwann Probleme machen. Stolz möchten wir die aber noch den kleinsten Muskel deines Körpers vorstellen: den Steigbügel. Und natürlich kann auch er verspannen und Schallübertragungen im Mittelohr stören. Dies geschieht z. B. bei einem Knalltrauma, wenn mal wieder ein lästiger Kollege seine Brötchentüte aufgeblasen und neben deinem Ohr zum Platzen gebracht hat.

Zusammengefasst: Muskuläre Störungen im Areal von Kopf und Hals können tatsächlich dein Hörvermögen verschlechtern oder zu lästigen Ohrengeräuschen führen.

Unser Körper vergisst nichts

In unserer Praxis fragen wir immer auch nach Unfällen, Stürzen und Verletzungen. Dabei interessieren uns vor allem markante Ereignisse, an die sich die Patienten noch sehr gut erinnern können – ganz gleich, wie lange diese Vorfälle zurückliegen, denn dein Körper vergisst keine dieser Verletzungen und Krafteinwirkungen auf sein System. Wenn ein Teil ausfällt oder seine Funktion eingeschränkt wird, gleicht der Körper das aus. Allerdings nicht immer ohne Probleme.

Unfälle und Verletzungen

Ein einfaches Beispiel ist, wenn du mit dem Fuß umknickst und dir deine Bänder am Fuß verletzt. Du kannst zwar noch gehen, aber leider nur humpelnd. Um den betroffenen Fuß zu entlasten, belastest du automatisch die andere Seite mehr. Du entwickelst also eine Schonhaltung und überlastest damit andere Teile des Körpers. Plötzlich tut es auch zusätzlich ganz woanders weh. Und das lediglich, weil ein Körperteil nicht mehr einhundertprozentig seine Funktion erfüllen kann.

> Dein Körper vergisst keine dieser Verletzungen und Krafteinwirkungen auf sein System.

Genau diese Vorgänge geschehen am laufenden Band in deinem Körper. Und es ist immer die Frage, wie gut er alle Ereignisse kompensieren und sich regulieren kann. Schafft er es gut, geht es auch dir gut und du hast keine Beschwerden. Gelingt es ihm allerdings nicht, ein harmonisches Gleichgewicht herzustellen – diesen Prozess nennt man übrigens Homöostase –, dann entwickeln sich Symptome wie etwa Muskelverspannungen. So einfach dieser Grundsatz auch ist, umso komplexer sind die tatsächlichen Mechanismen dahinter. Oft fällt es uns schwer, die Vorgänge wirklich nachzuvollziehen; hier dürfen wir demütig gegenüber der Intelligenz unseres Körpers und der Natur sein.

Wir können daraus schlussfolgern, dass die Ursache für Verspannungen, Schmerzen oder andere Symptome nicht immer an der Stelle sein muss, an der wir auch Beschwerden haben. Die Ursache muss auch nicht zwangsläufig in einem zeitlichen Zusammenhang mit den Beschwerden stehen. Vielmehr ist dein aktueller Gesundheitszustand der Spiegel oder die Summe deines bisherigen Lebens.

Alles, was dir bis heute auf seelischer und körperlicher Ebene widerfahren ist, hat sich wie ein großes Kartenhaus über viele Jahre und Jahrzehnte immer weiter aufgebaut. Häufig hat es vielleicht gewackelt, aber es ist nie eingestürzt, weil dein Körper für den notwendigen Ausgleich gesorgt hat.

Eine weitere anschauliche Metapher, die wir in der Praxis sehr gerne nutzen, ist die Vorstellung, dass deine Gesundheit und dein Leben ein großes Fass mit Wasser sind. Im Laufe der Lebensjahre sammeln sich unzählige Erlebnisse an: hier eine Sportverletzung, da eine schwere Infektion, eine extreme Stresssituation, ein Auto- oder Fahrradunfall. Dazu noch ein Knochenbruch und die ein oder andere Operation. Das Wasser in deinem Fass steigt deswegen höher und höher und irgendwann reicht ein weiterer Tropfen aus, und das Fass läuft über. Dein Körper kann im übertragenen Sinn nicht länger kompensieren, es entwickeln sich Verspannungen, Schmerzen und andere Leiden. Mach es dir an dieser Stelle noch einmal bewusst: Alles findet Einzug in dein Fass des Lebens – deine ganzheitliche Gesundheit.

> Die Ursache für Verspannungen, Schmerzen oder andere Symptome muss nicht immer an der Stelle sein, an der wir auch Beschwerden haben.

Wie wir dieses Wissen nutzen und vor allem auch wie dein Körper wieder zurück ins Gleichgewicht und damit zurück zur Gesundheit findet, erläutern wir dir in den nachfolgenden Kapiteln, wenn es um die Selbstheilungskräfte deines Körpers geht. Also bleibe am Ball. Der Kreis schließt sich allmählich.

Narben und Zerrungen

Vielleicht siehst du jetzt vorhandene Narben deines Körpers mit ganz anderen Augen. Narben sind tatsächlich immer ein deutlich sichtbarer Reminder: Sie erinnern dich an Beschädigungen deines Körpers. Knochenbrüche sind besonders eindrucksvoll, weil sie uns für längere Zeit außer Gefecht setzen und unsere Mitmenschen die Gipsschiene bewundern lassen. Aber selbst das Laufen auf Unterarmgehstützen, im Volksmund bekannt als Krücken, kann durch die übermäßige Benutzung und manchmal auch falsche Höheneinstellung der Handgriffe zu Verspannungen führen. In so einem Fall wäre also der Knochenbruch nur sekundär Schuld an deinem Dilemma.

> Narben können auch später noch Beschwerden verursachen.

Dazu gesellen sich häufig auch noch Zerrungen oder Risse von Weichteilen. Bänderrisse, Muskelzerrungen, Überdehnungen und vieles mehr. Auch diese haben Einfluss auf die Dynamiken und die Mobilität deines Körpers. Selbiges gilt für innere Organe. Prominente Vertreter häufiger Operationen sind beispielsweise die Gallenblase, die Mandeln, Blinddarm, Schilddrüse oder auch die Gebärmutter samt Eierstöcken, und nicht zu vergessen ein Kaiserschnitt.

Sind Beschwerden in der Schwangerschaft normal?

Der Zustand einer Schwangerschaft mag in manchem Moment einer Krankheit ähnlich sehen, weil es vielen Frauen in dieser Zeit einfach nicht gut geht. Von leichten Symptomen bis hin zu stärkeren Einschränkungen ist vieles möglich. Mit dem Wissen um die Anpassungsfähigkeiten des Organismus hast du möglicherweise ein neues Verständnis für diese ganz besondere und immer wieder wundervolle Situation.

Der Körper der Frau durchläuft in der Schwangerschaft viele verschiedene Veränderungsprozesse und Anpassungen, damit das heranwachsende Kind bestmöglich versorgt und der Körper der Mutter optimal auf den Geburtsprozess vorbereitet wird. Hat der Körper der Frau ohnehin schon damit zu kämpfen, ein gesundes Gleichgewicht zu halten, stellt ihn eine Schwangerschaft folglich vor eine zusätzliche und noch größere Herausforderung. Schafft das System es nicht, die Veränderungen auszugleichen, entstehen vielfältige Beschwerden, darunter Rückenschmerzen oder Wassereinlagerungen.

Es ist also durchaus normal, wenn sich im Verlauf einer Schwangerschaft Symptome entwickeln, weil nur die wenigsten Menschen eine gute Gesundheit und ein harmonisches Gleichgewicht als Ausgangsbasis haben. Umso mehr lautet auch hier wieder die Devise, den eigenen Körper auf jede erdenkliche Weise ganzheitlich zu unterstützen.

Seelische Verletzungen und Traumata

Verletzungen können für das Auge unsichtbar sein und dennoch Narben und Störungen hinterlassen. Die Rede ist hier von seelischen Verletzungen oder Traumata, die ebenfalls enorme Auswirkungen auf allen Ebenen zeigen können.

Nicht umsonst hat sich der Begriff der Psychosomatik (gr. Psyche = Seele, Geist; Soma = Körper) etabliert: Seelische Verletzungen können, wie auf der körperlichen Ebene, plötzlich oder schleichend

> Seelische Verletzungen können, wie auf der körperlichen Ebene, plötzlich oder schleichend in Erscheinung treten.

in Erscheinung treten. Beispiele für plötzliche psychische Traumata sind Erfahrungen wie Trauerfälle oder Gewaltsituationen. Eine schleichende psychische Belastung könnte sich als Mobbing darstellen, aber auch durch ein Unglücklichsein im Job oder in der Partnerschaft. Die Ursachen und Auslöser für psychische Verletzungen und seelisches Leid sind genauso mannigfaltig wie auf der Ebene der Körperstrukturen, wenn nicht sogar noch vielseitiger.

Interessant ist, dass besonders im Bereich der Psychosomatik viele Zusammenhänge Eingang in Redewendungen gefunden haben. Ein Mensch, der vielleicht in seiner Ehe unglücklich ist, könnte etwa Probleme mit einer verstopften Nase oder den Nasennebenhöhlen haben. Dieser Mensch hat quasi die Nase voll. Oder eine Person ist zuständig für die Pflege eines Angehörigen und entwickelt starke Schulterverspannungen, ganz im Sinne von „eine schwere Last auf den Schultern tragen". Alle diese Redewendungen zeigen eindrucksvoll, wie verwoben die einzelnen Anteile unseres Lebens miteinander sind. Beispiele gibt es unzählige mehr, als wir hier aufgelistet haben. Faszinierend ist der meist wahre Kern dieser Aussagen.

Psychosomatische Redewendungen als Diagnosehelfer

- ❯ *Ich trage eine schwere Last auf meinen Schultern.*
- ❯ *Der Stress sitzt mir im Nacken.*
- ❯ *Mir kommt die Galle hoch.*
- ❯ *Das bereitet mir Kopfzerbrechen.*
- ❯ *Dir ist wohl eine Laus über die Leber gelaufen.*
- ❯ *Das schlägt mir auf den Magen.*
- ❯ *Das geht mir an die Nieren.*
- ❯ *Ich habe einen Nackenschlag bekommen.*
- ❯ *Das ist kaum zu schultern.*
- ❯ *Ich habe einen Kloß im Hals.*
- ❯ *Bei mir liegen die Nerven blank.*
- ❯ *Ich habe die Nase gestrichen voll.*

Schlaflos und wie gerädert

Jetzt haben wir so viel über die negativen Auswirkungen des Sitzens gestöhnt. Doch letztendlich geht es nicht allein um diese Position. Auch Menschen, die den ganzen Tag stehen, leiden häufig unter Verspannungen und Schmerzen. Es sind die Statik und die fehlende Dynamik, die über die Zeit immer mehr Probleme machen. Und selbst dann, wenn wir uns eigentlich regenerieren und entspannen, nämlich nachts im Bett, können uns die Schlafposition oder die Qualität von Kissen, Matratze oder Lattenrost zu schaffen machen.

Zu viel Cortisol

Ist das Langzeitstresshormon Cortisol allzeit gegenwärtig, kann dein Körper zu allem Übel nicht genügend Melatonin für eine erholsame Tiefschlafphase produzieren. Deshalb ist es überhaupt nicht verwunderlich, dass es unter chronischem Stress ebenfalls zu Schlafstörungen, Abgeschlagenheit und Müdigkeit kommt. Des Weiteren nimmt die Schmerzempfindlichkeit deutlich zu, schon der kleinste Reiz wird dann als Schmerz empfunden.

> Nicht immer die monotone Arbeit hat Schuld an unserer Misere, sondern auch unsere Nachtruhe.

Zusammenfassend heißt das, dass nicht immer die monotone Arbeit Schuld an unserer Misere hat, sondern womöglich auch unsere Nachtruhe. Viele Menschen wachen morgens schon mit Schmerzen und Verspannungen auf. Das können zum einen ein Steifigkeitsgefühl im Nacken oder dem unteren Rücken sein, aber auch richtig intensive Schmerzen, die uns ein Gefühl von plötzlicher Alterung geben. Weiterhin sind Kopfschmerzen durch den verspannten Nacken oder auch angespannte Kiefergelenksmuskulatur weitere Kandidaten, die erwähnt werden wollen.

Häufig werden die Beschwerden etwas besser, sobald du nach dem Schlafen wieder in Bewegung kommst, dich gereckt und gestreckt hast. Manchmal aber quälst du dich so irgendwie durch den Tag und nimmst dir immer wieder vor, in ein besseres Bett oder eine neue Matratze zu investieren.

Mit diesem kurzen Hinweis auf die Schlafhygiene möchten wir nur noch einmal betonen, dass du auch im Schlaf und in einem eigentlich entspannten Zustand Verspannungen entwickeln kannst, wenn die Bedingungen nicht optimal sind.

Schieflage in der Nährstoffzufuhr

Wenn ganzheitliche Gesundheit ein vollendetes Mosaikbild ist, dann nimmt deine Ernährung einen sehr großen Teil der bis hierhin geschilderten einzelnen Mosaiksteinchen ein. Dass eine gesunde Ernährung ein essenzieller Baustein und ebenfalls wichtiger Einflussfaktor für physisches und psychisches Wohlbefinden ist, ist keine Neuigkeit. Die Meinungen und das Wissen darüber, welche Form der Ernährung letztendlich gesund ist, haben sich über die letzten Jahrzehnte mehrmals gewandelt.

Viele verschiedene Ernährungskonzepte sind über die Zeit aufgetaucht und wurden jeweils als die einzig richtige Ernährungsform proklamiert. In diesem Ratgeber wollen wir gar nicht so sehr in diese Diskussion einsteigen, sondern den Fokus auf den konkreten Zusammenhang zwischen deiner Ernährung und deinen Verspannungen setzen. Denn so unterschiedlich auch manche Ernährungsformen sind, so haben sie doch eines gemeinsam: Es kommt auf eine optimale Versorgung mit Nähr- und Vitalstoffen an. Und davon gibt es eine ganze Menge.

Hauptpfeiler der Ernährung

Die Hauptpfeiler bilden die Eiweiße (Proteine), Fette (Lipide) und Zucker (Kohlenhydrate). Von jeder dieser drei Kategorien gibt es Varianten und Unterstufen. Bekannte Begriffe sind beispielsweise die Aminosäuren, das sind die Eiweißbausteine, oder Fettsäuren. Bei den Kohlenhydraten gibt es als prominente Vertreter den Milchzucker (Laktose), die Stärke oder den Einfachzucker (Glukose).

Eine weitere wichtige Nährstoffgruppe stellen Mineralstoffe, Spurenelemente und Vitamine dar. Sie sind u. a. Cofaktoren für

> Wenn ganzheitliche Gesundheit ein vollendetes Mosaikbild ist, dann nimmt deine Ernährung einen großen Teil der bis hierhin geschilderten einzelnen Mosaiksteinchen ein.

die Enzyme in unserem Körper. Enzyme sind Katalysatoren für bestimmte biochemische Reaktionen. Ohne diese Cofaktoren können unzählige Prozesse nicht optimal ablaufen. Im Grunde ist es so, als wenn du ein Haus bauen möchtest, dir dazu aber wichtige Baustoffe fehlen.

Verspannungen und Ernährung haben einen konkreten Zusammenhang.

Ohne hier zu sehr ins Detail zu gehen, können wir allgemein behaupten, dass alle Nährstoffe in einem ausgewogenen Verhältnis zueinander stehen sollten, damit Körper, Geist und Seele gesund sind. Manche Nährstoffe benötigt der Organismus in größeren Mengen, andere nur in Spuren. Jedoch ist es essenziell, alle in ausreichendem Maße zuzuführen, was in unserer modernen Gesellschaft leider häufig nicht der Fall ist. Nicht nur, dass die heute oft als normal empfundene Ernährung sehr zuckerlastig ist, auch die allgemeine Nährstoffdichte ist häufig mangelhaft. Diese beurteilt die Qualität von Lebensmitteln und sagt aus, wie viele lebenswichtige Nährstoffe ein Lebensmittel enthält.

Problem Fastfood und Zusatzstoffe

Viele Lebensmittel enthalten Schadstoffe, aber wenig ausreichend Nährstoffe.

Es gibt nahezu unendlich viele verarbeitete Lebensmittel, Fertigprodukte und Fastfood in allen erdenklichen Variationen. Diese enthalten oft zusätzlich viele Substanzen, die nicht gut für unsere Gesundheit sind. Sicherlich kennst du die vielen unaussprechlichen Begriffe auf der Rückseite vieler Verpackungen, genannt werden dort häufig z. B. Farbmittel, Geschmacksverstärker oder Konservierungsstoffe. Sie alle haben einen tiefgreifenden Einfluss auf unsere Körpersysteme.

Ein weiterer kritischer Aspekt und Zusatz in den gängigen Lebensmitteln sind Hormone. Hier ist als Hauptvertreter die Kuhmilch zu nennen. Da sie ursprünglich für das Wachstum und die Ernährung des Kalbs gedacht war, enthält sie ein relativ hohes Maß an Wachstumsfaktoren (z. B. das IGF-1), welche wir beim Konsumieren von Kuhmilch ebenfalls aufnehmen. Angenommen wird, dass sich daraus u. a. möglicherweise ein erhöhtes Krebsrisiko ergeben könnte, denn diese Wachstumsfaktoren stellen Proteine dar, die spezifischen Zellen das Signal geben, zu wachsen oder sich zu vermehren.

Zusätzlich enthält Kuhmilch meist auch gewisse Mengen des Geschlechtshormons Östrogen, wodurch im menschlichen Körper ein Überschuss dieses Hormons bewirkt werden kann. Ein Ungleichgewicht im hormonellen System ist aber niemals gut, denn Hormone haben als Botenstoffe häufig weitreichende und tiefgreifende Auswirkungen auf unterschiedliche Körpersysteme sowie die Psyche.

Was den Darm glücklich macht

Betroffen von einem Ungleichgewicht in der Nährstoffzufuhr und den Auswirkungen schädlicher Zusatzstoffe ist vor allem die Darmflora bzw. unser sogenanntes Mikrobiom. Es stellt die Gesamtheit der Mikroorganismen dar, die mit uns in Symbiose leben und somit unerlässlich für unsere Gesundheit sind. Allen voran wird unser Mikrobiom durch die beispielsweise in Fleisch noch enthaltenen Spuren von Antibiotika zerstört oder zumindest negativ beeinflusst. Es ist mittlerweile relativ bekannt, dass den Tieren dauerhaft Antibiotika als Schutz vor Krankheiten gegeben werden und dass sich Spuren davon dann auch im Endprodukt Fleisch wiederfinden.

Da im Darm der Großteil des Glückshormons Serotonin gebildet wird, sind die Folgen einer gestörten Darmflora verheerend und können zu Erkrankungen wie Depressionen führen. Weiterhin beherbergt der Darm auch den überwiegenden Anteil des Immunsystems. Störungen können daher zur Schwächung deiner Abwehrkräfte führen oder den Ausbruch von Autoimmunerkrankungen begünstigen, die häufig mit Entzündungen unterschiedlicher Körperbereiche einhergehen.

Im Darm werden viele Glückshormone gebildet.

Darüber hinaus gibt es noch die vielen bekannten Unverträglichkeiten. Laktoseintoleranz, Glutenunverträglichkeit, Frukto-

seintoleranz und noch einige mehr sind hier aufzuzählen. Diese
können nicht nur zu Entzündungen und Schmerzen führen, sondern auch die Darmwände beeinträchtigen, sodass lebensnotwen-
dige Nährstoffe möglicherweise zwar in ausreichender Menge in
den Verdauungstrakt gelangen, aber nicht optimal oder gar nicht
mehr aufgenommen werden können.

Bewusster Lebensmitteleinkauf

Wenn es dir finanziell möglich ist, solltest du Wert darauf legen,
Bioprodukte und Fleisch mit einer sehr guten Qualität zu kaufen oder
vielleicht sogar Fleisch zu reduzieren oder ganz zu meiden. Ein
bewusster Umgang mit gekauften Lebensmitteln ist wichtig und
unterstützt deinen Körper bei all seinen Maßnahmen, dich gesund zu
halten.

Was wir zudem für sinnvoll erachten und auch unseren Patienten
beinahe immer empfehlen, ist die ausführliche Untersuchung deines
Blutes hinsichtlich der Nährstoffversorgung. So lassen sich schwarz
auf weiß Defizite erkennen und gezielte Anpassungen und Maßnahmen, z. B. eine gezielte Nahrungsergänzung, vornehmen.

Du bist, was du isst

Zu guter Letzt möchten wir noch erwähnen, dass aus einer oft
einseitigen Fastfood-Ernährung häufig Übergewicht, Entzündungen und Trägheit resultieren, welche ihrerseits zu einem reduzier-
ten Antrieb und weniger Bewegung führen können. Es setzt sich
ein Teufelskreis mit einem riesigen Rattenschwanz in Gang, denn
weniger Bewegung führt in der Regel auch wieder zu Verspannungen und Schmerzen und umgekehrt. Manchmal wirkt sich das
Übergewicht auch auf das Selbstbewusstsein aus und beeinflusst
das persönliche Empfinden von Glück, weil man sich einfach
nicht mehr wohl in seiner Haut fühlt oder sogar gesellschaftlich
ausgegrenzt wird. Und wir haben bereits festgestellt, dass seelisches Leid und emotionaler Stress ebenfalls Verspannungen

verursachen und verstärken können.In unsere Body-Mind-Methode haben wir natürlich die häufigsten Lokalisationen für Verspannungen mit einbezogen. Auf diese Weise erzielst du nicht nur Fortschritte hinsichtlich der Verspannungsursachen, sondern erfährst auch gleichzeitig eine Reduzierung deiner Beschwerden durch direkte Einwirkung am Ort des Schmerzes. Hier nun eine Übersicht über die Hauptleidtragenden, sortiert von Kopf bis Fuß.

Hauptleidtragende von Kopf bis Fuß

Kopfbereich

Hier sind es vor allem die Kaumuskeln, die am häufigsten Verspannungen zeigen. Allerdings kann auch die mimische Muskulatur durch Faltenbildung ins Auge fallen. Ein Beispiel sind die berühmten Sorgenfalten, die durch eine Verspannung der Gesichtsmuskulatur entstehen und auch wieder deutlich die Verbindung zu seelischem Stress aufzeigen. Vor allem bei monitorlastigen Arbeiten oder durch die Anforderungen in Schule oder Studium, aber auch durch das chronische Starren auf das Smartphone sind die Augenmuskeln besonders häufig herausgefordert und überanstrengt.

> Kau- und Schulternackenmuskeln sind besonders häufig verspannt.

Nacken und Schultern

Eine Etage tiefer schreien sehr oft die Nacken- und Schultermuskeln um Hilfe. Das sind zum einen die kurzen, kleineren Nackenmuskeln, aber auch die großen Muskeln des Schultergürtels, wo sich gerne Knubbel bilden, die auf Druck sehr schmerzhaft sind und im extremen Fall manchmal unter den Fingern richtig wegspringen. Diese Knubbel nennt man Myogelosen.

Brustkorb und Brustwirbelsäule

In diesem Bereich verspannen besonders gerne die Brustmuskeln und ziehen den Oberkörper nach vorne in eine „Schluffi-Haltung" mit hängenden Schultern und rundem Rücken. Als Reaktion darauf entstehen oft schmerzhafte Verhärtungen und ein erhöhter Muskeltonus zwischen den Schulterblättern.

Unterer Rücken
Auf der Rückseite deines Körpers können wir noch den Rückenstrecker in die Liste der häufigsten Verspannungen aufnehmen. Generell sind im unteren Rücken mehrere Muskeln betroffen: der bereits erwähnte Rückenstrecker, aber auch der große Lendenmuskel (Quadratus lumborum), der sich seitlich der Wirbelsäule und zwischen Beckenkamm und unterster Rippe erstreckt.

Hüftbeugemuskel
Zum Rücken zählt genau genommen auch der Hüftbeugemuskel, welcher ja gerne als Folge von übermäßigem Sitzen verkürzt. Dieser entspringt von der unteren Wirbelsäule, endet jedoch am Oberschenkel. Bei Verspannung zieht er an der Wirbelsäule, denk hier wieder an das Bild des Tauziehens.

Becken und Gesäß

Auch Wirbelsäule und Becken sind meistens belastet.

Im Becken- und Gesäßbereich sind vor allem folgende Muskeln relevant: der sogenannten Piriformismuskel in der Tiefe des Gesäßes, welcher durch seine enge Beziehung zum Ischiasnerv diesen häufig reizt und so einem Bandscheibenvorfall ähnliche Beschwerden verursachen kann. Aber auch die anderen Gesäßmuskeln sind häufig angespannt und beeinflussen die Statik des Beckens, des Rückens sowie die Beweglichkeit der Hüften.

Obere und untere Extremitäten
Bei den Extremitäten sind im oberen Bereich häufig die Muskeln der Unterarme von Verspannungen betroffen. In der Regel handelt es sich um den Arm, der die PC-Maus bedient. Manchmal kann aber auch die Muskulatur im Bercich des Daumenballens und zwi-

schen Daumen und Zeigefinger stark verspannt sein. Vor allem dann, wenn viel mit den Händen gearbeitet wird.

Abschließend können wir noch die Wadenmuskeln und die Muskulatur der Füße aufführen. Auch hier sind Verspannungen häufig anzutreffen, wenn sie auch oft subjektiv nicht so sehr wahrgenommen werden – mal ausgenommen nach einer langen Wanderung in unbequemen Schuhen.

Last, but not least

Und natürlich möchten wir auf die generelle Anspannung und generelle Schwierigkeit, sich zu entspannen, hinweisen, die häufig die Folge von Stress sind.

Typische Symptome

Jetzt, wo wir wissen, an welchen Stellen am häufigsten Verspannungen auftreten, möchten wir dir noch aufzeigen, welche typischen Symptome sich daraus entwickeln können. Allgemein lässt sich sagen, dass Verspannungen in der Regel mit lokalen oder ausstrahlenden Schmerzen einhergehen. Häufig lassen sich beim Abtasten verhärtete Muskelstränge oder kleine Knubbel ertasten, die dazu auch noch druckschmerzhaft sind. Um das zu beschreiben, benutzen unsere Patienten gerne Formulierungen wie „wie Beton" oder „wie Drahtseile". Und tatsächlich fühlen sich Verspannungen auch so an: ein unangenehmes, ziehendes, dumpfes Schmerzgefühl.

Kopfschmerzen

Leider bleibt es selten nur bei diesen Beschwerden. Kopfschmerzen sind auf der Liste ganz weit oben. Wenn die Nackenmuskulatur oder Kopfgelenke dafür verantwortlich sind, werden die Kopfschmerzen meistens als helm- oder kapuzenartig beschrieben: ein ziehender Schmerz, der vom Hinterkopf über den gesamten Kopf nach vorne ausstrahlt. Belastungen der Augen hingegen äußern sich auch häufig als Kopfschmerzen im Stirnbereich oder hinter den Augen.

Verspannungen im Bereich des Kiefergelenkes verursachen regelmäßig Kopfschmerzen im Schläfenbereich, einseitig oder beidseitig. In ganz schlimmen Fällen können Verspannungen in diesem Areal auch Migräne auslösen, die halbseitig auftreten und häufig mit vegetativen Symptomen wie Übelkeit und Erbrechen einhergehen kann. Des Weiteren kündigt sich eine Migräne manchmal auch durch neurologische Hinweise an, beispielsweise durch Sehstörungen. Ist die Halswirbelsäule betroffen, so zeigen sich mitunter auch ein Gefühl von Steifigkeit und Bewegungseinschränkung. Der Nacken fühlt sich an wie blockiert. Die Verspannungen dort können die Nerven einengen und reizen, die aus den Abschnitten zwischen den einzelnen Halswirbeln austreten und in den Schulter-, Arm- und Handbereich ausstrahlen. Diese Fälle sind gar nicht so selten, die Ausstrahlung kann lediglich Schmerz sein oder auch eine Art Kribbeln oder Taubheitsgefühl. In der Medizin spricht man bei solchen Missempfindungen von Parästhesien.

> Verspannungen verursachen nicht nur allein Schmerzen im Muskel.

Schmerzen in Rücken und Gesäß

Genau dieselben Symptome lassen sich auch auf den unteren Rücken und das Gesäß bzw. das Becken übertragen. Hier entstehen ebenfalls eine Schmerzhaftigkeit, ein Steifigkeitsgefühl und manchmal auch ein ausstrahlendes Phänomen das Bein runter bis in den Fuß. Im Volksmund wird dann von Ischias gesprochen. Das Steifigkeitsgefühl kann sogar so weit gehen, dass Menschen von einem Empfinden berichten, als würden sie in der Mitte durchbrechen.

Schmerzen im Brustbereich

Schmerzen im Brustbereich sind häufig eher stechender Natur. Betroffen sind hierbei meist die kleinen Muskeln zwischen den einzelnen Rippen. Sowohl Verspannungen im Bereich des Brustkorbes oder der Brustwirbelsäule als auch des Zwerchfells können zudem Schwierigkeiten bei der Atmung verursachen. Dies wird etwa als Gefühl beschrieben, nicht mehr richtig durchatmen zu können.

Komplexe Beschwerdebilder

Weitere häufige Folgeerscheinungen von Verspannungen sind Schwindel, Ohrgeräusche oder Tinnitus. Ursächlich sind hierfür ebenfalls häufig Schwierigkeiten im Bereich der Kaumuskeln. Allerdings können die genannten Symptome auch durch Störungen in der Halswirbelsäule und Verspannungen der umgebenden Muskeln hervorgerufen werden.

> Folgeerscheinungen sind häufig Bewegungseinschränkungen, Kopfschmerzen und Nervenschmerzen.

Wenn wir noch kurz im Bereich des Kiefergelenkes verweilen, so stellt sich durch Verspannungen hier beim Öffnen des Mundes oder beim Kauen auch regelmäßig ein leises oder auch lautes Knackgeräusch ein. Dies kann schmerzhaft oder auch (bis auf das Geräusch) gänzlich unauffällig sein.

Da die Kaumuskeln durch einen bestimmten Nerv angesteuert werden, den Trigeminusnerv, kann es passieren, dass bei verhärteter oder angespannter Kaumuskulatur Nervenschmerzen im Gesicht auftreten. Durch all diese Symptome und das damit verbundene Unbehagen kommt es immer auch zu Erscheinungen auf der mentalen Ebene. Häufig können sich Betroffene nicht mehr gut und lange konzentrieren, ermüden schneller, sowohl lokal die Augen betreffend als auch hinsichtlich des allgemeinen Energielevels. Verspannungen und die bewusste Auseinandersetzung damit zehren am Energiehaushalt. Wer Schmerzen hat und sich nicht gut fühlt, ist oft mies gelaunt und gereizt, soziale Konflikte sind häufiger. In schweren Fällen können sich Verspannungen auch in Niedergeschlagenheit, Frustration und sogar Depression widerspiegeln.

Von der Verspannung zum Dauerschmerz

Verspannungen haben viele verschiedene Ausprägungen, unterschiedliche Ursachen und können die betroffenen Menschen wirklich stark in Mitleidenschaft ziehen. Allzu oft sind sie ein ständiger Begleiter. Doch wie kommt es von einer Verspannung zu einem Zustand dauerhafter Schmerzen?

Wir rekapitulieren noch einmal kurz, was genau eine Verspannung ausmacht. Sie beschreibt einen schmerzhaft verkrampften Zustand eines Muskels oder einer Funktionsgruppe von Muskeln, welcher über eine länger andauernde Spannungserhöhung entstanden ist. Diese erhöhte Spannung im Muskel bezeichnet die Medizin als Hypertonus. Er beeinflusst einmal direkt den betroffenen Muskel in seiner Funktion, doch auch die umliegenden Muskeln werden vermehrt und unphysiologisch belastet. Deshalb können wir in der Regel beim Thema Verspannung nicht nur von einem lokalen Geschehen sprechen. Unser Körper reagiert immer als eine ganze Einheit.

Über unsere Nerven sendet der Organismus ständig aktuelle Informationen über den Istzustand beispielsweise der Muskulatur an unser Gehirn: Welchen Spannungszustand der Muskel in sich trägt, welche Länge er gerade innehat und welche Druck- und Zugbelastungen herrschen.

Global versucht unser Körper zu jeder Zeit, die bestmögliche, ökonomischste und harmonischste Bewegung und Statik zu etablieren. Dies bedeutet bei einer länger andauernden Fehl- oder Überbelastung automatisch Spannungsveränderungen der Muskulatur. Eine deutsche Studie aus dem Jahr 2020 besagt beispielsweise, dass rund 61 Prozent der Befragten in den letzten zwölf Monaten Rückenschmerzen und rund 46 Prozent Nackenschmerzen erfahren haben.[1]

---

1   von der Lippe E, Krause L, Prost M et al.: Prävalenz von Rücken- und Nackenschmerzen in Deutschland. Ergebnisse der Krankheitslast-Studie BURDEN 2020. Journal of Health Monitoring 2021; 6(S3); Robert Koch-Institut, Berlin.

Der Grund dafür ist, dass der Rumpf unsere stabile Mitte bildet. Hier hilft die Vorstellung, den Körper in jeweils stabile und mobile Zonen einzuordnen. Der Schulterbereich grenzt demnach nach oben und seitlich an unsere mobile Kopf- und Armregion, die gerade durch vermehrtes monotones Sitzen oft zu Verspannungen neigt. Auch ist die Belastung der Halswirbelsäule und der umgebenden Muskulatur beispielsweise bei der Handynutzung sehr hoch: Bei einer Kopfneigung von 15 Grad nach vorne ziehen sage und schreibe rund zwölf Kilogramm am Nacken und der Halswirbelsäule. Bei einer Neigung von 60 Grad sind es nahezu unglaubliche 25 Kilogramm. Stell dir das einmal vor! Es kann ja nur in Schmerzen enden, wenn jemand mit dieser Zugkraft an Kopf und Nacken zerrt.[2] Ähnlich verhält es sich im stabilen unteren Rücken, Becken- und Gesäßbereich, welche an die mobile Hüftregion grenzen.

Hinzu kommt, dass der untere Rücken die gesamte Last, also das komplette Gewicht des Oberkörpers trägt. Das bedeutet, dass sich jede Überbelastung signifikant deutlicher auswirkt. Der Körper versucht, diese über die Muskulatur auszugleichen und abzufangen. Reicht diese muskuläre Gegenarbeit nicht aus, um die überbeanspruchte Region zu schützen und umliegende Strukturen in gesunder Funktion zu halten, wird er abermals reagieren müssen – dieses Mal allerdings stärker.

Fest, fester, Blockade
Auf lokaler Ebene bedeutet das die Entstehung einer Blockierung. Da ist es endlich, das Wort, auf das du bestimmt schon lange gewartet hast, denn häufig gehen die Begriffe Verspannung und Blockierung, kurz Blockade genannt, Hand in Hand. Sehen wir uns deswegen an, was eine Blockierung im Gegensatz zu einer Verspannung ausmacht.

---

2   Bartmann I: Zunehmende Fehlbelastung der Halswirbelsäule. Ärzte Krone 06/2020.

Das Gefühl, blockiert zu sein, kennst du mit großer Sicherheit bereits. Häufig haben wir in unserem Leben schon die ein oder andere Blockade gehabt, uns aber nicht so viele Gedanken darüber gemacht. Hauptsache, sie wurde schnell wieder gelöst. Es handelt sich bei einer Blockierung um eine simple Bewegungseinschränkung in einem Gelenk. Hierbei können eine einzige oder sogar mehrere Bewegungsrichtungen nicht mehr oder nur eingeschränkt ausgeführt werden. Diese Richtungen sind im wahren Sinne des Wortes blockiert. Der Körper gibt die Information: „Bis hier und nicht weiter!"

> Eine Blockierung ist eine simple Bewegungseinschränkung in einem Gelenk.

Mach doch einmal kurz den folgenden Test, um die Beweglichkeit in deinem Nacken zu testen. Richte dazu deinen Oberkörper auf, bring also dein Brustbein nach vorne und oben, und drehe dann den Kopf jeweils einmal nach links und nach rechts – so weit, wie es dir möglich ist. Scherzhaft könnten wir diesen Test auch den Eulentest nennen. Solltest du das Gefühl haben, dass du in eine Richtung nicht so weit drehen kannst, und dies möglicherweise von einem schmerzhaften Blockadegefühl begleitet sein, hast du womöglich gerade den beschriebenen Übeltäter identifiziert.

Geniale Intelligenz deines Körpers

Doch warum tut dein Körper so etwas? Warum muss es noch schlimmer kommen, als die Verspannung ohnehin schon ist? Dein Körper installiert eine Blockierung nicht aus einer Laune heraus. Was er macht, macht immer Sinn, mehr als wir uns mit unserem Menschenverstand vorstellen können. Mit einer Blockierung möchte der Körper den Schutz des Gelenkes erreichen, um den gesamten Organismus vor größeren Schäden zu bewahren. Das leuchtet auch ein: Denn dadurch, dass unter einer Verspannung trotzdem noch eine dreidimensionale Bewegung möglich ist, können natürlich weiterhin Überbelastung und Fehlhaltung bestehen und die vorhandene Verspannung regelrecht provozieren.

Die Blockade dagegen verringert den Spielraum und somit auch die punktuelle Belastung. Natürlich kannst du jetzt fragen: „Und warum macht mein Körper etwas, das mir wehtut?" Eine Blockade kann zwar schmerzhaft sein, sie muss es aber nicht zwingend. Bei der Arbeit in unserer Praxis finden wir regelmäßig Blockaden im Körper, die das Gesamtkonstrukt zwar beeinflussen, jedoch dem Betroffenen subjektiv keine Probleme oder Beschwerden bereiten.

Dennoch sind Blockierungen immer ein deutlicher Indikator dafür, dass der Körper belastet ist und die Kompensationsmechanismen stark arbeiten, um die Gesundheit zu bewahren.

Reizreaktionskette von lokal zu regional

Erinnern wir uns daran, dass dein Körper zwar häufig am Ort des Geschehens, also am Ort der Belastung reagiert, jedoch diese Reaktion nicht ohne Folgereaktionen bleibt. Hier ist die bildliche Vorstellung eines Spinnennetzes äußerst hilfreich. Wenn an einem Ende des Netzes gezupft wird, überträgt sich die Schwingung weiter, und das gesamte Netz beginnt zu wackeln. So passiert es, dass nach einiger Zeit – dies können je nach punktueller Überlastung Sekunden, Minuten, Stunden, Tage, Wochen, Monate oder auch Jahre sein – die Kompensationsfähigkeit deines Körpers aufgebraucht ist. In der Folge wird eine Verlagerung der Belastungen entstehen.

Dazu greift der Körper zum nächststabileren und schützenden Kompensationsmechanismus. Wenn Muskeln und Faszien, also die Weichteile, Stufe eins darstellen, dann folgt danach der Knochen bzw. das Gelenk als stabilere Gewebeform bzw. die bewegliche Komponente zwischen zwei Knochen. Es wird also eine Blockierung im zentralen Gelenk der belasteten Region installiert, um die mobilen, überbeanspruchten muskulären Strukturen zu entlasten. Dies gilt auch für beteiligte Strukturen wie Nerven, Blutgefäße und Organe.

> Blockierungenn werden im zentralen Gelenk der belasteten Region installiert, um die mobilen, überbeanspruchten muskulären Strukturen zu entlasten.

Letztlich funktioniert unser gesamter Körper in solchen Ketten: ob Muskelketten, Faszienketten oder die Verbindungen über das Nervensystem. Bei einer Blockierung findet am Punkt der größten Beanspruchung keine bis nur noch minimale Bewegung statt, damit alles andere weiter funktionieren kann bzw. nicht zu sehr in Mitleidenschaft gezogen wird. Diese lokale Reaktion findet aber natürlich regional, also in der näheren Umgebung, eine Antwort.

Beispiel: Die Folge einer Verspannung im Schulter-Nackenbereich und einer Blockierung des oberen Brustwirbels oder der Halswirbelsäule ist eine deutliche Einschränkung in der Bewegung der Kopfdrehung. Dadurch kann es wiederum zu weiteren Verspannungen und Anpassungen kommen. Etwa in der Region des Kiefergelenkes, des Brustkorbes oder der Oberarme. Die Ketten können beliebig weitergeführt und aus dem regionalen Kompensationsmechanismus kann schließlich sogar eine globale, den gesamten Körper betreffende Schonhaltung werden.

Herausforderung auf mehreren Ebenen

Dein Körper funktioniert in Ketten, einschleichende Schonhaltungen beeinflussen den gesamten Organismus.

Werfen wir doch einmal einen Blick darauf, wie dein Körper das schafft. Stell dir vor, dass du dich nicht mehr vollständig gerade aufrichten kannst, aus Angst vor einem ziehenden, stechenden oder bohrenden Schmerz im Nacken. Auf diese Weise etablierst du unbewusst neue Bewegungsmuster, im Grunde sind es Schonungsmuster, die sich einschleichen und die du nach einiger Zeit als ganz normal empfindest. Diese Schonhaltung belastet deinen unteren Rücken so sehr, dass möglicherweise Jahre nach der eigentlichen Ursache im Schulter-Nackenbereich nun als Folge ebenfalls Schmerzen oder Verspannungen im unteren Rücken entstehen. Und das ist noch nicht alles.

Zusätzlich entstehen vielleicht auch in den Bereichen der Atmung und Verdauung sowie der damit verbundenen Nährstoffaufnahme weitere Probleme. Der Körper braucht nämlich massiv viel

Energie, um noch eine einigermaßen freie Bewegung gewährleisten zu können.

Vielleicht kannst du aufgrund der bereits bestehenden Verspannungen und Blockaden auch gar nicht mehr richtig durchatmen. Dadurch, dass sich dein Zwerchfell nicht mehr frei und unbeschwert bewegen kann, sendet es über die insgesamt 20.000 Atemzüge am Tag eine Flut fehlerhafter Reize an deine Bauchorgane, die daraufhin ebenfalls in ihrer Funktion und Bewegung eingeschränkt werden. Es entsteht also auf mehreren Ebenen eine deutliche Herausforderung für deinen Körper.

Eine Zwickmühle, denn wir befinden uns jetzt in der fatalen Situation, dass durch alle diese Einschränkungen ein Fundament für weitere Verspannungen in unterschiedlichsten Körperregionen gesetzt ist. Wir betonen, dass die aufgeführten Schilderungen nur einige vieler Beispiele für den Aufbau der beschriebenen Ketten sind. Wir möchten damit dein Bewusstsein für die Wege und Gabelungen deines Körpers schulen, für die lokalen Belastungspunkte und bis hin zu einem körperweiten Muster, das immer bestrebt ist, das optimale Gleichgewicht zu finden und zu halten. Verständlich wird einmal mehr, wieso es essenziell ist, nicht nur an einer Stelle an deiner Verspannung zu arbeiten, sondern den Hebel für deine Beschwerdelinderung ganzheitlich anzusetzen.

Wenn Stress dazukommt

Der beschriebene Teufelskreis wirkt sich natürlich auch psychisch aus. Vielleicht bist du sogar beim Lesen der Zeilen schon etwas in dich zusammengesackt. Kein Wunder, du liest von Schmerzen. Von Einschränkungen, auf die dein Unterbewusstsein sofort mit deiner Körperhaltung, aber auch mit einer inneren Haltung reagiert. Bei länger andauernden Schmerzzuständen oder -episoden erwarten wir in vielen Situationen automatisch schon die nächsten Schmerzen. Unser gesamter Bewegungsablauf richtet sich

Unser gesamter Bewegungsablauf richtet sich nach Schmerz aus und lässt uns anders stehen, gehen und bewegen.

nach diesem vermeintlichen Schmerz und lässt uns anders stehen, gehen und bewegen.

Wie wir schon betont haben, sind Körper, Geist und Seele untrennbar voneinander zu betrachten. Jede Emotion findet Ausdruck in unserer Haltung, in unserer Atmung und in der Bewegung. Umgekehrt gilt das Gleiche: Jede Bewegungseinschränkung wirkt sich auf unser emotionales Gemüt aus, kann unsere Sichtweise auf Dinge und Situationen verändern und damit unsere Realität einfärben, positiv wie negativ.

Überlege dir doch einmal, was es mit deinen Emotionen macht, wenn du durch deine Arbeit am Schreibtisch z. B. eine massive Schmerzsituation wie einen Tennisarm entwickelt hast. Du kannst mit deiner starken Hand Dinge nicht mehr richtig greifen, weil ansonsten dieser widerlich stechende Schmerz durch den Arm schießt. Schon bei banalen Bewegungen, wie dem Griff nach dem Duschgel, entstehen starke Schmerzen und schränken dich ein. Du bist frustriert, wütend und verzweifelt. Gleichzeitig macht dir womöglich auch dein Arbeitgeber Druck, weil er deine Fähigkeiten dringend benötigt und ohnehin schon Personalmangel herrscht. Dieses Drängeln stresst dich zusätzlich, und du bist mehr als gereizt. Womöglich fluchst und schimpfst du. Oder du sagst Dinge zu deinen Liebsten oder zu Menschen in deinem Umfeld, die du hinterher bereust.

Jetzt bist du auch noch traurig, fühlst dich niedergeschlagen, hilflos und bekommst nachts kaum noch ein Auge zu, weil die negativen Gedanken kreisen wie in einem Karussell. Die körperliche Überbelastung und ein zunächst lokales Problem haben sich zu einem sehr weitreichenden Schauplatz auf unterschiedlichen Ebenen ausgebreitet. Verspannungen und Stress potenzieren sich gegenseitig um ein Vielfaches. Die allgegenwärtige Präsenz des sympathischen Nervensystems, gepaart mit der länger andauernden Wirkung des Langzeitstresshormons Cortisol, lässt dich mehr und mehr und nochmals mehr verspannen und Schmerzen wahrnehmen.

Da Stress und vor allem die Art und Weise, wie dein Körper damit umgeht, ein Schlüsselkonzept für die ganzheitliche Gesundheit bilden, möchten wir diese Zusammenhänge genauer beleuchten.

Stressige Hormonflut

Kurzfristig dominieren zwei spezielle Hormone, nämlich Adrenalin und Noradrenalin. Stell dir den Steinzeitmenschen vor, der nichtsahnend ein Geräusch hinter sich wahrnimmt. Dein Körper versucht in dieser Situation so viel Energie wie möglich für die notwendige kurzfristige Leistungssteigerung bereitzustellen. Körper und Geist werden so handlungsbereit, deine Konzentration und Wahrnehmung gesteigert. Die kurzfristig wirkenden Hormone Adrenalin und Noradrenalin erfüllen ihre Aufgaben dabei wirklich nur kurzweilig und werden auch schon nach wenigen Minuten wieder abgebaut. Sie haben also keine langfristige Wirkung auf deinen Körper.

Mit unserem Langzeitstresshormon Cortisol verhält es sich anders, wie du schon weißt. Es kommt ins Spiel, wenn dein Körper bei länger andauerndem Stress quasi Verstärkung organisiert. Dieser Mechanismus wird ungefähr 20 bis 30 Minuten nach Ausschüttung der kurzfristig wirkenden Stresshormone in Gang gesetzt. Cortisol ist wie ein Aufputschmittel und wirkt erheblich länger als beispielsweise Adrenalin. Cortisol kann auch nur langsam wieder abgebaut werden und verbleibt sehr lange im Körper. Gebildet wird es in den Nebennierenrinden. Diese bekommen den Startschuss zur Ausschüttung durch zwei übergeordnete Zentren im Gehirn: den sogenannten Hypothalamus, eine wichtige Schaltzentrale des Körpers, und die Hypophyse (Hirnanhangsdrüse). Letztere ist eine erbsengroße Drüse, die ebenfalls eine wichtige Rolle für den Hormonhaushalt im Körper einnimmt.

Ein weiterer Stimulus zur Cortisolausschüttung kann über das vegetative Nervensystem gegeben werden. Hier fällt wieder das

> Der Umgang mit Stress ist ein Schlüsselkonzept, um deinen Verspannungen die Stirn zu bieten.

> Stress ist oft zum Dauerzustand geworden, macht uns müder und schwächt uns.

Stichwort Sympathikus! Dein Körper befindet sich also erneut in einem sympathikuslastigen Kampf- oder Fluchtmechanismus.

In unserem Alltag ist es allerdings nicht mehr so, dass es nur kurzfristige Stressphasen gibt. Stress ist mittlerweile mehr oder minder ein Dauerzustand. Besteht eine Belastung nicht nur über Tage und Wochen, sondern über Monate und Jahre, wird die andauernde Hormonausschüttung jedoch gefährlich für deine Gesundheit, da der beschriebene Kampf- oder Fluchtreflex unaufhörlich besteht.

Dein Körper versucht krampfhaft immer mehr und mehr Energie bereitzustellen. In der prähistorischen Vergangenheit wäre das entsprechende Bild, dass du nicht nur in einem Sprint, sondern permanent vor dem Säbelzahntiger weglaufen musst. Du läufst und läufst, doch trotzdem verfolgt dich dieses Ungetüm weiterhin. Du wirst müder und müder, und langsam lassen deine Kräfte nach.

Chronische Überbelastung

Die dauerhafte Auswirkung von zu viel Cortisol zeigt sich im Abbau von Muskelmasse wie auch Kollagen, einem elastischen Bestandteil des Bindegewebes.

Jetzt wird es richtig spannend: Die Energiegewinnung, um die sich dein Körper nach Kräften bemüht, passiert über Kohlenhydrate, das heißt Zucker. Gewonnen wird er durch den Abbau von Fetten und Eiweißen, wobei dein Körper einen Teil der dringend benötigten Energie aus der Muskelsubstanz zieht. Die dauerhafte Auswirkung von zu viel Cortisol zeigt sich also im Abbau von Muskelmasse wie auch Kollagen, einem elastischen Bestandteil des Bindegewebes. Muskelschwäche, Muskelzittern oder Muskelschmerzen können auf diesen körpereigenen Raubbau folgen.

Durch den Abbau von Kollagen wird häufig am Po, an den Hüften und Oberschenkeln Cellulite sichtbar. Dies sind kleine Eindellungen im Gewebe, bekannt als Orangenhaut. Weiterhin werden genau diese Körperpartien dünner, während es im Bereich des Bauches zu einer Ansammlung von Fettgewebe kommt. Diese Anordnung nennt man in der Medizin Stammfettsucht und in krankhaften Extremfällen Cushing Syndrom. Wenn du also eher ein Bäuchlein hast, vielleicht etwas Cellulite an den Oberschenkeln, dazu nicht gerade einen wohlgeformten Apfelpo, leidest du womöglich schon lange unter Dauerstress. Das Ganze hat übrigens gar nichts mit Schönheitsidealen zu tun, sondern ist eine normale Reaktion auf die heutigen, leider oft ungesunden Gegebenheiten im Alltagsleben.

Wird ein Muskel also schwächer oder ist er in seiner Funktion durch beispielsweise Muskelzittern eingeschränkt, wird er sich weiter verspannen. Außerdem wird durch die lang anhaltende Wirkung des Cortisols auch noch Knochensubstanz abgebaut, was schlussendlich das Risiko einer Osteoporose, der erhöhten Knochenbrüchigkeit, nach sich ziehen kann.

Heißhungerattacken

Da bei Dauerstress insgesamt mehr Zucker in der Blutbahn ist, steigt auch der Blutzuckerspiegel. Dass der Körper versucht, über eine erhöhte Produktion des blutzuckersenkenden Hormons Insulin den Blutzucker zu reduzieren, macht sich kurzfristig über Heißhungerattacken bemerkbar. Mit Sicherheit kennst du diesen Moment, in dem du unbedingt ein Stück Schokolade oder am besten gleich die ganze Tafel essen willst. Langfristig macht sich dieser Prozess in einer Insulinresistenz bemerkbar.

> Durch Dauerstress steigt auch der Blutzuckerspiegel.

Das bedeutet, dass die betreffenden Rezeptoren – Andockstellen für das Hormon – nicht mehr so gut auf Insulin reagieren. Cortisol zählt dabei zu den hormonellen Konkurrenten des Insulins und schwächt dessen Einfluss an den Rezeptoren ab. Langfristig kann deswegen ein Diabetes entstehen.

Der Cortisolüberschuss fördert aber auch Verdauungsprobleme, da die Organdurchblutung abnimmt. Bauchschmerzen, Bauchkrämpfe, Übelkeit, Sodbrennen, Durchfall oder Verstopfung können die Folgen sein. Auch die Wahrscheinlichkeit für die Entstehung eines Leaky-Gut-Syndroms steigt. Dabei kommt es über die Jahre zu einer Beschädigung der Darmwand, die löchrig wie ein Schweizer Käse wird. Giftstoffe haben dann leichtes Spiel, in die Blutbahn zu gelangen. Dadurch wiederum entstehen vermehrt Entzündungsreaktionen im Körper.

Psychische Belastung

Lang anhaltenden Stress und damit einhergehende psychische Belastungen hat die Psychoneuroimmunologie wissenschaftlich untersucht, um die Verzahnung zwischen Körper und Geist nachweislich zu untermauern.

Psychoneuroimmunologie, was heißt das aber überhaupt? Der Begriff „Psycho" kommt von Psyche und greift unser seelisches, inneres Befinden auf, unser Denken und unsere Einstellung zur Welt. „Neuro" steht für Nerven und Leitungsbahnen im Körper. Und der Begriff Immunologie ist dir bestimmt schon klar: Es handelt sich um die Lehre der Abwehrkräfte deines Körpers.

Die Psychoneuroimmunologie beschäftigt sich damit, wie unsere Psyche über die Nerven und immunologische Prozesse Einfluss auf den Körper nimmt. So haben Untersuchungen in den letzten Jahren gezeigt, dass mentale Belastungen das Immunsystem deutlich beeinflussen. Es ist schon faszinierend, dass wissenschaftlich immer besser belegt werden kann, was vielleicht auch dir schon längst unterbewusst klar war: Alles wirkt sich auf alles aus.

> Menschen, die sich unter chronischem Stress befinden, werden demnach deutlich schneller krank und haben ein deutlich abgeschwächtes Immunsystem.

Das Thema Dauerstress hat die Psychoneuroimmunologie ganz besonders unter die Lupe genommen. Menschen, die sich unter chronischem Stress befinden, werden demnach deutlich schneller krank und haben ein deutlich abgeschwächtes Immunsystem. Dies wird auch als „Open-Window-Phänomen" bezeichnet, da mit einem geschwächten Immunsystem angreifende Krankheitserreger nicht mehr ausreichend bekämpft werden können.[3]

---

3   Hoc S: Psychoneuroimmunologie: Stress erhöht Infektanfälligkeit. Zwischen Nerven-, Hormon- und Immunsystem bestehen Wechselbeziehungen. Deutsches Ärzteblatt PP 2003: 1:83.

Genauer betrachtet hat dein Empfinden von Stress einen maßgeblichen Anteil auch daran, wie gut dein Immunsystem arbeitet. Wie sehr stresst dich beispielsweise deine Verspannung? Hast du das Gefühl, aus den Komponenten Schmerz, Bewegungseinschränkung, vielleicht auch einer Schonhaltung einfach nicht mehr herauszukommen? All diese Punkte können sich zu negativen Glaubenssätzen in deinem Denken umwandeln. Vielleicht bist du zu dem Schluss gekommen: „Mein Körper schafft das nicht mehr allein." Oder: „Ich schaffe das einfach nicht mehr."

Glaubenssätze sind ganz tief verwurzelte und stark verankerte Denkmuster, die unterbewusst ablaufen, jedoch maßgeblich unsere Emotionen und unser Handeln bestimmen. Und auch sie sind ein wichtiger Bestandteil von seelischem und körperlichem Wohlbefinden und von ganzheitlicher Gesundheit, die frei von Verspannungen ist. Deshalb gehen wir später im praktischen Teil unserer Body-Mind-Methode auch auf die Umpolung dieser schädlichen Denkmuster ein.

Dein Weg aus der Spirale: Übernimm die Verantwortung

Über das Vertrauen in deinen Körper kannst du die Achse aus Botenstoffen des Nervensystems, der Hormonausschüttung und Reaktionen des Immunsystems selbst beeinflussen. So gibt es Beobachtungen, dass eine optimistische Lebenseinstellung Krankheitsverläufe positiv beeinflusst, die Immunantwort verstärkt und negative Auswirkungen von Zweifeln, Sorgen und Ängsten abmildert.

Mit einem hohen Selbstwertgefühl und mit dem Wissen, dass du selbst die Zügel für deine Gesundheit in den Händen hältst, und mit einem positiven, optimistischen Blick auf deine Fähigkeiten, die Verspannungen loszuwerden, hast du eine perfekte Basis, um in Richtung Gesundheit zu gelangen. Auch Lachen unterstützt dich dabei, körperlich wie mental, denn du weißt ja: Lachen ist gesund.[4]

Das Wunderbare ist, dass du auf deinem Weg zu mehr Gesundheit, weniger Schmerzen und Verspannungen auch niemals auf dich allein gestellt bist. Du hast den allerbesten Begleiter, den es auf diesem Planeten gibt. Viel besser als jede Expertise aus der Medizin, und auch besser als jedes Medikament. Ja, sogar besser als unsere eigenen Gesundheitstipps. Wir meinen deine Selbstheilungskräfte, die in dir und deinem Körper arbeiten, und zwar mit einer unbeschreiblichen Präzision, Kraft und Liebe für dich. In dir steckt eine natürliche, nahezu universelle Kraft zur Heilung und ein immerwährendes Streben in Richtung Gesundheit. Obwohl dieses Wunder in uns so unbegreiflich schön ist, haben wir häufig nur wenig Bewusstsein und wenig Wertschätzung dafür.

> Ist das nicht wunderbar: Dein Körper besitzt Selbstheilungskräfte!

---

4   Stiwi K, Rosendahl J: Efficacy of laughter-inducing interventions in patients with somatic or mental health problems: A systematic review and meta-analysis of randomized-controlled trials. Complement Ther Clin Pract. 2022;47:101552.

Die Kraft der Selbstheilung

Gesundheit und Heilung werden uns oft erst bewusst, wenn unser Körper an seine Grenzen stößt und die Selbstheilung nicht mehr mit Leichtigkeit vonstattengeht, sondern vielmehr durch uns sabotiert und behindert wird. Sehr regelmäßig arbeiten wir nicht mehr Hand in Hand mit unserem Körper und hören auch nicht auf Botschaften, die er uns sendet. Ganz im Gegenteil: In den meisten Fällen führen wir ein Leben, welches uns mit allen Mitteln krank macht, nur damit wir weiter funktionieren und Leistung erbringen. Aber die Frage lautet: Wie funktionieren wir dabei eigentlich? Unter welchen Voraussetzungen? Schmerz, Verlust an Lebensfreude und Lebensenergie?

Es ist essenziell, das Wunder der Selbstheilungskräfte und der positiven Energie deines Körpers wieder bewusst wahrzunehmen, wertzuschätzen und zu unterstützen. Wie in einer guten Ehe, einer guten Freundschaft oder Beziehung zu seinem Kind ist es wichtig, Verantwortung dafür zu übernehmen. Übernimm jetzt die Verantwortung für deine Gesundheit, für deinen Körper und dein seelisches Wohl! Sei für deinen eigenen Körper ein guter Partner und höre auf ihn, denn er weiß am allerbesten, was du für deine Heilung und den Weg zur Gesundheit benötigst.

Wir zeigen dir, mit welchen Schritten du die negative Spirale durchbrechen und wieder Positivität in dein Leben bringen kannst. Also: Schranktür auf, Ängste und Sorgen hineingeworfen, Schranktür wieder zu, Schlüssel umgedreht und dem alten Schrank endgültig den Rücken zugekehrt. Willkommen Selbstheilungskräfte, willkommen innerer Arzt!

Die Tendenz, stets in Richtung Heilung zu streben, findet sich überall in der Natur. Alles in dir und um dich herum strebt nach Gesundheit und Lebendigkeit. Bist du verletzt, beginnt dein Körper umgehend mit der Selbstheilung. Ruf dir einmal in Erinnerung, wie es war, als du dir zuletzt in den Finger geschnitten hast oder mit einem grippalen Infekt im Bett liegen musstest. Die Hei-

> Wir zeigen dir, mit welchen Schritten du die negative Spirale durchbrechen und wieder Positivität in dein Leben bringen kannst.

lung der Schnittwunde oder Genesung von einer Infektion hast du allein den Fähigkeiten deines Körpers zu verdanken – keinen Medikamenten oder Hausmitteln. Diese und andere Maßnahmen könnten jedoch deinem Körper Unterstützung geben, seine Aufgabe besser zu erfüllen.

In absoluter Höchstleistung erneuert dein Körper permanent seine Zellen. Vertreter des Immunsystems, die weißen Blutzellen (Leukozyten), sind in der Lage, sich innerhalb nur einer Woche zu erneuern. Diese Zellen sind von immens wichtiger Bedeutung, um Krankheitserreger abzuwehren.

Ebenso ist es bei der Schleimhaut der Lungen. Die Zellen des sogenannten Flimmerepithels der Bronchien regenerieren sich ebenfalls innerhalb einer Woche. Ohne sie wäre deine Lunge schutzlos gegenüber Abgasen, Feinstaub und anderen Umweltgiften. Auch die Zellen der Magenschleimhaut oder des Zahnfleisches regenerieren fortlaufend. Das bedeutet auch, dass dein Körper nicht nur dein innerer Heiler ist, sondern auch eine innere Polizei: Überall befinden sich Schutzschilde und Abwehrmaßnahmen, damit du nicht krank wirst oder dich verletzt.

Die Schutzbemühungen deines Körpers gehen sogar so weit, dass jede einzelne Zelle eine eigene Art Panzer besitzt. Alle deine Körperzellen sind nämlich von einer schützenden Hülle aus Cholesterin umgeben, die in einem Zyklus von drei Wochen ständig erneuert wird. Sie ist essenziell für die sehr unterschiedlichen Funktionsweisen jeder Zelle.

Deshalb ist es übrigens auch nicht ratsam, eine Low-Fat-Diät zu machen. Dein Körper benötigt Fette für viele wichtige Funktionen, z. B. als Baustoff für bedeutsame Hormone. Hierzu zählen das dir jetzt schon gut bekannte Cortisol, aber auch Östrogen oder Testosteron. Auch die Galle (nicht die Gallenblase) besteht zu einem großen Teil aus Cholesterin und ist essenziell für eine gute Verdauung wie auch die Aufnahme von fettlöslichen Vitaminen, also den Vitaminen A, D, E und K.

Dein Körper schützt dich aber auch über deine eigenen Gefühle. Selbst die Emotion Angst ist im Grunde ein Schutzmechanismus vor Verletzungen. Eine Warnung, eine intuitive Einschätzung von Gefahr für dein leibliches oder seelisches Wohl. Und das Faszinierende ist, dass diese Angst auch mit körperlichen Reaktionen einhergeht. Übelkeit, Zittern, Schwitzen, Unbehagen, weit aufgerissene Augen und Anspannung der Muskeln – all das sind typische Sympathikusanzeichen. Eindrucksvoll zeigt sich hier einmal mehr die Verbindung zwischen Körper, Geist und Seele und wie alle Aspekte als eine Einheit agieren und reagieren.

Die Liste dieser sich selbst erneuernden, selbstheilenden Kräfte innerhalb deines Körpers ist natürlich noch beliebig fortzuführen. Du siehst aber schon jetzt: Die Kraft zur Selbstheilung ist immens und zu jeder Zeit in irgendeiner Art und Weise gegeben. Wie du im Kapitel über die Psychoneuroimmunologie gelernt hast (siehe Seite 70), ist es für deine Selbstheilung sehr wichtig, welchen Blick du auf dich und die Welt einnimmst. Ist dein Glas halb voll oder halb leer?

> Die Kraft zur Selbstheilung ist immens und zu jeder Zeit in irgendeiner Art und Weise gegeben.

Dir darf bewusst sein, dass deine Gesundheit die Basis für alles in deinem Leben ist. Dein Körper sitzt mit dir in einem Boot. Vertraue den bewussten, aber auch unbewussten Prozessen, die dein Körper tagtäglich für dich regelt. Unser Ziel ist es, mit der von uns entwickelten Body-Mind-Methode dieses Vertrauen in dir in den nächsten Wochen weiter aufzubauen. Höre wieder mehr auf die Signale deines Körpers. So viele Menschen haben verlernt, das zu tun. Versuche deshalb, in den nächsten Wochen besonders gut nach innen zu schauen, denn von deinem Körper erhältst du einzigartige Informationen. Keiner weiß so gut wie du, was dir Wohlbefinden, Ruhe, Ausgleich und Gesundheit verschafft. Unsere Philosophie und Erfahrung aus der Arbeit mit vielen Menschen ist es, dass jeder von uns seinen eigenen Weg zu diesem Ziel hat und auch seinen ganz eigenen Zeithorizont dabei braucht.

Darum hilft mehr Bewegung

Die gesunde Bewegung auf allen Ebenen zu erhalten oder wieder-
herzustellen, hat die oberste Priorität in unseren Behandlungen in
der Praxis. Leben ist Bewegung und Bewegung ist Leben. Die Welt-
gesundheitsorganisation WHO empfiehlt Erwachsenen in ihren
Leitlinien aus dem Jahre 2020 mindestens 150 bis 300 Minuten
moderate Ausdauerbelastung in der Woche. Dies kann beispielsweise schnelleres Gehen sein. Die Alternative sind 75 bis 150 Minuten intensive körperliche Belastung pro Woche, z. B. ein locke-
rer Jogginglauf, Schwimmen oder Bergwandern.

Hinzu kommt die Empfehlung, zweimal wöchentlich kräfti-
gende Übungen mit dem eigenen Körpergewicht oder Hanteln in
das Üben zu integrieren, und nach Möglichkeit die tägliche Sitz-
zeit zu reduzieren bzw. durch jegliche Art von Bewegung zu ersetzen. Denn alte Sprichwörter gelten heute immer noch: „Wer rastet,
der rostet!" Bewegung und die Freiheit von Bewegung sind vor allem ein elementarer Aspekt der Selbstheilung. Laut Untersuchungen bewegt sich jedoch fast ein Viertel der Weltbevölkerung zu
wenig.[5] Dies stellt den Nährboden für die meisten Volkskrankhei-
ten dar: Diabetes, Bluthochdruck, Übergewicht und Rückenschmerzen, um nur einige Beispiele zu nennen.

Dennoch müssen wir auch festhalten, dass du tatsächlich niemals ganz ohne Bewegung bist. Selbst wenn du versuchst, ganz
ruhig und still zu liegen und dich willentlich nicht zu bewegen,
wirst du dich doch bei der einen oder anderen Bewegung ertap-
pen: Das Blinzeln der Augenlider, um deine Augen zu befeuchten,
die Auf- und Abbewegung des Brustkorbes und des Bauches in deinem Atemrhythmus, das stetige Pochen deines Herzens in deiner
Brust – alle diese Bewegungen passieren einfach. Auch dann, wenn
wir versuchen, sie zu unterdrücken.

---

5   Guthold R, Stevens GA, Riley LM, Bull FC: Worldwide trends in insufficient physi-
    cal activity from 2001 to 2016: A pooled analysis of 358 population-based surveys
    with 1·9 million participants. The Lancet Global Health 2018;6(10):E1077-E1086.

Das passiert in deinem Körper

Jegliche körperliche Bewegung fungiert in dir durch dein Herz und deine Muskulatur – wie eine Pumpe. Sie verbessert die Durchblutung und die Versorgung mit Nährstoffen. Gleichzeitig hilft sie auch jeder Zelle beim Abtransport von Gift und Schlackenstoffen. Deine Muskeln werden besser versorgt, kontrahieren und entspannen besser, lassen also mehr Freiheit in der Bewegung zu. Auf der anderen Seite baust du zusätzliche Muskelmasse auf, denn dein Körper möchte neuen Herausforderungen gewachsen sein.

> Bewegung hilft deinem Körper auf allen Ebenen.

Zudem werden Sehnen und Bänder über den Druck und den Zug, der an ihnen wirkt, stabilisiert. Dies schützt wiederum deine Gelenke vor Fehl- und Überbelastung. Auch das Schwitzen durch die aktive Bewegung wirkt sich sehr positiv auf deinen Körper aus. Denke einmal an das Gefühl nach einem Dauerlauf an der frischen Luft. Du bist danach wohlig erschöpft, der Schweiß steht dir auf der Stirn, denn dein Körper ist wieder einmal richtig in Bewegung und auf Hochtouren gekommen. Genau dies ist die Power von mehr Bewegung. Sie verschafft dir ein geschmeidiges Gefühl, weil dein gesamter Stoffwechsel angeregt wird.

Über den Schweiß kühlst du nicht nur deinen Körper, sondern du entgiftest und entschlackst besser, womit du auch die Funktion von Leber, Niere und Darm unterstützen und ergänzen kannst. Diese können sich wiederum noch besser auf ihre anderen Aufgaben konzentrieren, denn durch Bewegung werden sie sowohl durch den tieferen Atemrhythmus als auch die körperliche Aktivität selbst mobilisiert. So wird dein Stoffwechsel richtig angekurbelt.

Solltest du mit Verdauungsproblemen oder einem Blähbauch zu tun haben, wirst du uns recht geben: Durch Bewegung klappt der Stuhlgang meistens besser und der Blähbauch zeigt sich deutlich abgemildert. Bewegung bringt alle Prozesse in deinem Körper in Wallung und wirkt allgemein anregend.

Das passiert mit deinem Herzen

Selbstverständlich wird auch der Herzmuskel durch jede Beanspruchung trainiert und gestärkt. Das Herz wird sich bei regelmäßiger Bewegung vergrößern und kann mehr Blut in deinen Körper pumpen. So nimmt es pro Herzschlag mehr Sauerstoff auf und die Durchblutung des Körpers verbessert sich.

Langfristig sinkt durch regelmäßige Ausdauerbelastung auch dein Ruhepuls. Er beschreibt, wie oft dein Herz innerhalb von einer Minute schlagen muss, um deinen Körper mit ausreichend Blut zu versorgen. Es macht also Sinn, deine Pumpe Nummer eins so gut es geht zu unterstützen.

7 Bewegungstipps für deinen Alltag

Tipp Nummer 1: Rad statt Auto

Ob zur Arbeit oder in die Stadt zum Kaffeetrinken, schwinge dich aufs Fahrrad und lasse das Auto öfter stehen. 30 Minuten Fahrradfahren sind umgerechnet etwa 3.000 Schritte. Auch das leidige Parkplatzsuchen bist du los. Kürzere Strecken erledigst du ab jetzt immer zu Fuß. Fährst du häufig mit Bus oder der Straßenbahn zur Arbeit? Dann versuche, die erste oder letzte Station zu Fuß zu gehen.

Tipp Nummer 2: Spaziergang in Gesellschaft

Kannst du dich allein nur schwer motivieren, in Bewegung zu kommen? Dann verabrede dich mit einer Freundin oder einem Freund zum gemeinsamen Spaziergang oder Walken. Oder nutze die Mittagspause, um mit Kollegen spazieren zu gehen. Einmal pro Woche kann dieser Spaziergang zu einer echten Institution werden. So stärkst du nicht nur manche Freundschaft, sondern schaffst es über die verpflichtende Verabredung auch, deinen inneren Schweinehund zu überwinden.   ▶▶

Tipp Nummer 3: Heimtrainingsgeräte

Ist es dir im Winter zu dunkel, das Wetter zu unbeständig, deine
Arbeitszeiten sind zu lang oder die Kinder noch zu klein? Oder ist dir
das Spazierengehen einfach zu langweilig? Wie wäre es, wenn du dir
ein Laufband, einen Stepper oder ein Rudergerät zulegst? Auf diesen
Geräten kannst du zugleich lesen oder einen Podcast hören oder
einfach fernsehen.

Tipp Nummer 4: Badezimmer-Reggae

Was machst du eigentlich während des Zähneputzens? Statt nur auf
der Stelle zu stehen, versuche dabei mal, ein paar Minuten auf der
Stelle oder in der Wohnung umherzulaufen, auf einem Bein zu stehen
oder leichte Kniebeugen zu machen. Auf diese Weise kombinierst du
Bewegung mit einer Aktivität, die du ja ohnehin machen musst.

Tipp Nummer 5: Arbeit mit Bewegung kombinieren

Auch das ist einfach: Bewegung in deine Arbeitszeit einzubauen,
indem du beispielsweise Telefongespräche dazu nutzt, um aufzuste-
hen und dich zu bewegen. Die Bewegung regt zusätzlich deinen
Gedankenfluss an, du wirst kreativer.

Tipp Nummer 6: Familienrituale einführen

Das heißt: Am Wochenende oder am Abend einmal raus und frische
Luft nach dem Essen tanken. Die frische Luft gibt vor dem Schlafen-
gehen allen Familienmitgliedern noch einmal ordentlich Sauerstoff
und entspannt zusätzlich nach der Arbeit und der Schule.

Tipp Nummer 7: Treppen nehmen – immer!

Egal, welches Gebäude du betrittst: Ab sofort gehst du immer die
Treppen, anstatt bequem mit dem Fahrstuhl nach oben oder unten
zu fahren. Meistens bist du genauso schnell über die Treppen am Ziel,
weil der Aufzug bei vielen Zwischenstopps oft Ewigkeiten braucht,
um auf der betreffenden Etage anzukommen.

Das passiert für deine Psyche und Hormone

Bewegung hilft für Kopf und Herz.

Ein weiterer genialer Effekt von Bewegung ist, dass sie deinen Kopf frei macht. In Bewegung kannst du Erlebnisse, Gespräche, Begegnungen besser verarbeiten und Probleme loslassen. Über das Mehr an Sauerstoff werden Denkprozesse angeregt und die Kreativität gefördert. Erinnere dich doch einmal an deinen letzten Waldspaziergang mit deinem Partner, der Familie oder Freunden. Je länger du unterwegs bist, desto tiefer und intensiver wird deine Kommunikation. Es entstehen Gespräche, die sonst am Esszimmertisch oder auf der Couch vermutlich nicht entstanden wären.

Hinzu kommt, dass Bewegung auch eine Wirkung auf hormoneller Ebene entfaltet. Endorphine, deine Glückshormone, werden nämlich in Massen ausgeschüttet. Vielleicht hast du hier schon einmal den Begriff vom „Runners high" gehört. Während des Laufens erfährst du einen starken Ausstoß an Glückshormonen und schwebst förmlich in Richtung Ziellinie. Du verspürst Euphorie und hast den Eindruck, unendlich lang weiterlaufen zu können. Manche Sportler beschreiben, in diesem Läuferhoch auch weniger Schmerzen wahrzunehmen. Die Beine, die sich zuvor schwer wie Blei anfühlten, werden nun federleicht. Es wird sogar angenommen, dass das Hochgefühl des Runners high auch Angst vermindern kann. Allgemein fühlen wir uns meistens nach Sport einfach gut.

In der wohligen Entspannung nach aktiver Bewegung kannst du auch viel besser zur Ruhe kommen und einschlafen.

In der wohligen Entspannung nach aktiver Bewegung kannst du auch viel besser zur Ruhe kommen und einschlafen. Dies hat ebenfalls mit deinen Hormonen zu tun, denn Bewegung trägt zu einem gesunden hormonellen Ausgleich bei. Durch die vermehrte Serotoninproduktion verbessert sich die Schlafqualität, der Blutdruck wird gesenkt sowie deine Darmfunktionen positiv beeinflusst. Stresshormone wie Adrenalin und Cortisol werden dagegen durch Bewegung vermehrt abgebaut.

Es besteht also ein direkter Zusammenhang zwischen dem Maß an Bewegung und deiner psychischen Gesundheit. Bei regelmäßiger körperlicher Aktivität werden dein Selbstwertgefühl, dein Selbstbewusstsein und deine Selbstwirksamkeit gestärkt. Du wirst leistungsfähiger und die Wahrscheinlichkeit verringert sich, an depressiven Verstimmungen oder Angststörungen zu leiden.

Stärken deiner Persönlichkeit

- Das **Selbstwertgefühl** beschreibt deine grundlegende Einstellung dir selbst gegenüber, das Selbstempfinden. Also die Art und Weise, wie du dich selbst wahrnimmst und bewertest.
- Als **Selbstbewusstsein** ist das Vertrauen in deine eigenen Fähigkeiten, Eigenschaften und dein Urteilsvermögen zu verstehen. Du bist dir selbst bewusst. Dieses Selbstbewusstsein ist dir z. B. sehr dienlich, wenn es darum geht, neue Herausforderungen anzunehmen, Dinge auszuprobieren und für deine Werte einzustehen.
- Unter **Selbstwirksamkeit** verstehen wir deine Überzeugung, auch schwierige Situationen aus eigener Kraft erfolgreich bewältigen zu können. Eine hohe Selbstwirksamkeit drückt sich beispielsweise über den Satz aus: „Das schaffe ich!" Diese positive Selbstwirksamkeit führt dazu, dass du Herausforderungen in Angriff nimmst, wohingegen eine niedrige Selbstwirksamkeit bewirkt, dass du Aufgaben gar nicht erst anpackst.

Das passiert in deinem Gehirn

Wie jede Körperzelle benötigt auch dein Gehirn Sauerstoff, um gut funktionieren zu können, es benötigt sogar eine ganze Menge. Bewegung verbessert kurz- und langfristig die Leistungsfähigkeit des Gehirns, denn sie sorgt für eine bessere Durchblutung und damit auch für mehr Sauerstoff für jedes deiner Hirnareale.

Bewegung kurbelt deine Denkfabrik nachhaltig an.

In der Folge werden deine Konzentration und dein Fokus auf ein neues Level gehoben. Du bist leistungsfähiger, da sich neue Nervenzellen und Verbindungen zwischen den einzelnen Nervenzellen bilden, aber auch bestehende Zellen länger erhalten bleiben. Durch die neuen und stabilen Verknüpfungen erfährt deine Gedächtnisleistung also eine Art natürliches Upgrade.

Darum hilft eine bessere Körperhaltung

„Der Körper sagt, was Worte nicht zu sagen vermögen." Dieses Zitat der amerikanischen Tänzerin Martha Graham bringt es auf den Punkt. Aus der Körperhaltung deines Gegenübers kannst du schon vieles über dessen emotionales Befinden und Selbstbewusstsein, über die Atmung, über die Kraft und Stabilität, über Gleichgewicht, Belastungszonen und auch Verspannungen herauslesen.

Eine gute Körperhaltung bedeutet, im Gleichgewicht zu sein. Verspannungen haben hier nämlich keinen Platz. In der Osteopathie ist die sogenannte Inspektion, der Sichtbefund, nach der Anamnese, also dem Gespräch, ein elementares Mittel in der Behandlung. Hier sehen wir, ob die Körperhaltung ein harmonisches Zusammenspiel der einzelnen Körperregionen ergibt, ob deutliche Bewegungseinschränkungen zu sehen sind oder Belastungszonen durch Muskeln, Faszien oder Organe bestehen.

Was sich über deine Haltung ausdrückt

Natürlich ist jeder Mensch individuell und einzigartig. Auch du bringst deine eigene Geschichte mit in deine Haltung ein. In der ganzheitlichen Betrachtung von Körperhaltungen spielen Narben und Unfälle ebenso eine Rolle wie chronische Erkrankungen. Denn wie du schon gelernt hast, beeinflussen diese Faktoren deine Beweglichkeit und deine Bewegungsmuster, also auch deine Körperhaltung.

Ein Mensch kann sich mit seiner Körperhaltung Verschlossenheit ausdrücken, weil er sich nicht wohl in seiner Haut fühlt, verspannt ist und Schmerzen hat. Oder weil ihm in seiner Vergangenheit Schlimmes widerfahren ist und er mithilfe der Körperhaltung eine Grenze setzt. Möglicherweise ist das Vertrauen dieses Menschen erschüttert. Die subtile Körpersprache und Körperhaltung zu deuten, ist äußerst spannend und interessant. Sie ist ein essenzieller Baustein für das Kunstwerk der ganzheitlichen Gesundheit, welches in dir steckt.

Ein weiterer Aspekt: Du kommunizierst fortwährend, ohne zu kommunizieren, also nonverbal. Durch deine Körpersprache weiß dein Partner oder der Freundeskreis ganz genau, wie du dich gerade fühlst. In Gesprächen offenbarst du so oft mehr Informationen als durch alle gesagten Worte. Du trägst also einen Teil deiner inneren Haltung stets nach außen.

Eine aufrechte und offene Haltung wirkt beispielsweise einladend und selbstbewusst, wogegen eine geduckte, verschlossene Körperhaltung ein Indikator für Unsicherheit und Unwohlsein ist. Erinnere dich nur an Tage, an denen du die Welt umarmen konntest. In dieser Emotion würdest du nie geduckt, gebückt oder verschränkt anderen Menschen begegnen. Deine Körperhaltung ist ein Spiegel deiner Innenwelt, dieses Wechselspiel kannst du aktiv beeinflussen. Positive Gedanken und Gefühle bewirken eine bessere Körperhaltung. Umgekehrt bewirkt eine aufrechte, offene Körperhaltung, dass du dich auch emotional besser fühlst und von deinen Mitmenschen anders wahrgenommen wirst.

> Dein Befinden drückt sich deutlich in deiner Körperhaltung aus.

Positive Gedanken und positive Energien sind auch ein wichtiger Baustein unserer Body-Mind-Methode. Sie zeigen, dass die Grundprinzipien von Gesundheit wirklich recht simpel sind, sobald einem die Ursachen für das Fehlen von Gesundheit bewusstwerden. Oft benötigt es einfach nur das Gegenteil von dem, wie du die Dinge momentan angehst. Achte einmal bewusst auf diese Zusammenhänge und lass dich selbst überraschen, was dir auffällt und sich verändert.

Was eine gute Haltung ausmacht

Doch was macht eine gute Körperhaltung aus? Und warum hilft eine bessere Haltung bei Verspannungen? Stell dich gern einmal hin und spüre in aufrechter Körperhaltung in dich hinein.

Eine aufrechte Körperhaltung bezieht sich in erster Linie auf die stehende bzw. sitzende Position. Optimalerweise benötigst du in einer aufrechten Körperhaltung nur wenig muskuläre Aktivität. Du befindest dich sozusagen im Lot. Die Kräfte, die auf deinen Körper wirken, gleichen sich aus, vorne zu hinten, rechts zu links. Nirgendwo zieht es dich dominant in eine Richtung, sodass dein Körper über die Muskulatur aktiv gegensteuern müsste. Dies ist ein ökonomischer, also energieeffizienter Zustand. Keine Körperstruktur wird übermäßig oder ungünstig belastet.

> Eine aufrechte Haltung ist Voraussetzung für ein gutes Funktionieren aller Systeme.

Eine optimale Position im Stehen könnte folgendermaßen aussehen: Du stehst gleichmäßig auf beiden Beinen, die Füße sind hüftbreit aufgestellt und deine Zehen zeigen leicht nach außen. Dein Gewicht verteilt sich gleichmäßig jeweils auf die drei Pfeiler der Füße: die Ferse, den Bereich des Großzehengrundgelenks und das Grundgelenk des kleinen Zehs. Deine Kniegelenke sind nicht durchgedrückt, sondern ganz leicht angebeugt. Und dein Becken vereint die Kraftlinien der Beine, du benötigst vom Gesäß keine große zusätzliche Anspannung, um deine Position zu halten.

Deine Ohren, deine Schultern, dein Becken und die Fersen liegen von der seitlichen Ansicht betrachtet auf einer geraden senkrechten Linie. Dein Brustbein zeigt nach vorne und oben, wodurch sich deine Schultern locker und leicht anfühlen.

Die Fingerspitzen beider Hände sind wie auch die Schultern auf gleicher Höhe. Dein Kopf ist zentral ausgerichtet. Der hintere Scheitel ist leicht, wie an einer Schnur, in Richtung Decke orientiert. Dadurch zeichnet sich ein minimales, entspanntes Doppelkinn ab. Auch wenn eine optimal aufrechte Körperhaltung so aussehen könnte, ist sie dennoch nicht bloß statisch, sondern auch etwas Dynamisches. Du weißt ja: Leben ist Bewegung.

Eine gesunde Körperhaltung ermöglicht dir die größtmögliche Bewegungsfreiheit in allen Gelenken und Strukturen. Beispielsweise kannst du deine Arme in aufrechter Körperhaltung bis in Richtung Himmel strecken und vielleicht sogar noch weiter nach hinten und oben. Versuche das einmal zusammengekrümmt im Sitzen auf der Couch und du wirst schnell bemerken, dass deine Arme deutlich weniger weit nach hinten und oben bewegt werden können. Und auch das Gefühl am Bewegungsende wird sich für dich eingeschränkter anfühlen, vielleicht sogar schmerzhaft.

Jetzt wird dir sicherlich klar, dass eine aufrechte, gute Körperhaltung dir Schutz vor Bewegungseinschränkungen, Überlastungen, Muskelverkürzungen und Verspannungen sowie Entzündungen und Schmerzen bietet. Das Zwerchfell kann frei an- und entspannen und so auch eine optimale Atembewegung herstellen.

Darum hilft die Atmung

Du atmest ununterbrochen, ein Leben lang. Daher ist die Kraft deiner Atmung für dein Wohlbefinden ebenfalls essenziell. Die Folge von schlechten Atemmustern ist, dass nicht alle Teile deines Körpers mit ausreichend Sauerstoff versorgt werden. Dies kann über einen längeren Zeitraum zu Einschränkungen führen und zahlreiche, unterschiedliche Beschwerden hervorrufen.

Anders gedacht ist deine Atmung aber auch ein Hebel, um Bewegung, Durchblutung und positive Emotionen zu generieren. Sie greift in jedes Körpersystem ein und ist ein wichtiger Motor für deine ganzheitliche Gesundheit.

Atmen wirkt auf Bauchorgane und das Lymphsystem

Einen wirklich spektakulären Einfluss hat der Hauptatemmuskel, das Zwerchfell. Wir können seine Bedeutung gar nicht oft genug hervorheben. Mithilfe einer bewussten Atmung aktivierst du diesen Muskel in seiner Gesamtheit. Dabei fungiert das Zwerchfell durch die An- und Entspannung wie eine Pumpe, denn es ent-

Mithilfe einer bewussten Atmung aktivierst du dein Zwerchfell in seiner Gesamtheit.

wickelt bei der Anspannung eine Sogwirkung: Du atmest ein und die Lungen blähen sich auf. Bei der Ausatmung entspannt sich das Zwerchfell wieder, dieser Vorgang ist eher passiv. Im Abschnitt über Bewegungsmangel (siehe Seite 31) haben wir die weiteren Effekte, die aus dieser Pumpbewegung resultieren, schon besprochen.

Beispielsweise ist die Bewegungsförderung der inneren Organe unheimlich wichtig für deine allgemeine Gesundheit und dein Wohlbefinden. Auch deine Verdauung wird stimuliert sowie eine gute Durchblutung aller Bauch- und Beckenorgane gewährleistet. Ebenso wird der Beckenboden samt Beckenorganen simultan in Bewegung gebracht. Zu den Beckenorganen zählt man die Blase, den Mastdarm, die Prostata beim Mann oder die Gebärmutter samt der Eierstöcke bei der Frau.

Beim Thema Durchblutung darf dir noch einmal bewusst werden, dass es Blutgefäße gibt, die Sauerstoff und Nährstoffe zu deinen Organen und Geweben hinführen, die Arterien. Und es gibt die Blutgefäße namens Venen, die Kohlendioxid und Stoffwechselabfallprodukte aus den Organen und Geweben wieder abtransportieren.

Die Atmung ist ein Motor für deinen Stoffwechsel und alle Körperflüssigkeiten.

Ein weiteres wichtiges Gefäßsystem ist das Lymphsystem. Dieses kennst du vielleicht, wenn du bei starker Hitze im Sommer schon einmal mit geschwollenen Knöcheln zu tun hattest. Die Lymphbahnen durchziehen wie ein großes Straßennetz den Körper – ähnlich wie auch die Arterien, Venen und Nerven. Ein großer Teil dieses Systems liegt allerdings im Bauch- und Beckenraum, die dort ansässigen Lymphgefäße sind äußerst anfällig, wenn es um Stauungen geht. Durch Druckveränderungen im Bauchraum, wie z. B. bei Verstopfung, Raumforderungen durch Zysten oder Prostatavergrößerungen bis hin zu Hämorrhoiden, werden diese wirklich feinen Gefäße zusammengequetscht. So kann sich ein Rückstau der Lymphe entwickeln und als Folge darauf können deine Beine anschwellen. Auch Gefäßzeichnungen oder kleine Krampfadern können daraufhin entstehen. Die Kraft deiner Atmung unterstützt Stoffwechsel, Entgiftung und dein Lymphsystem. Sie beugt somit Verdauungsproblemen, Durchblutungsstörungen und Stauungen vor.

Atmen wirkt auf Immunsystem und Psyche

Setzen wir erneut die Lupe an, denn wenn die Bauchorgane und damit auch der Darm durch deine gute Atemfunktion mobilisiert werden, hat dies zugleich einen immensen Einfluss auf das Immunsystem, das ja zum Großteil im Darm beheimatet ist. Ein Beispiel sind die sogenannten Peyer Plaques, spezielle Immunzellen in deiner Dünndarmschleimhaut, die oft für Bauchschmerzen von Kindern während eines Infekts verantwortlich sind. Diese Immunzellen schwellen an, und obwohl das Kind vielleicht eine Mandelentzündung hat, klagt es über Bauchschmerzen.

Durch die Förderung und Verbesserung deiner Atmung beugst du aber auch einer Infektanfälligkeit vor und reduzierst die Tendenz zur Ausbildung von Allergien. Außerdem wird im Darm ein für dich schon bekannter, für dein seelisches Wohlbefinden wichtiger Botenstoff gebildet: das Glückshormon Serotonin. Deine Psyche profitiert also auch von der Kraft deiner Atmung – eine Stimmungsaufhellung ist der Lohn.

Atmen wirkt auf Nerven und Hormone

Wir wollen den positiven Einfluss der Atmung auf das vegetative Nervensystem nicht unter den Tisch fallen lassen. Eine tiefe, gleichmäßige Atmung hilft dir, eine gute Balance zwischen dem aktivierenden und entspannenden Anteil des vegetativen Nervensystems herzustellen. Sie hemmt den unerwünscht dominanten Sympathikus und stimuliert den sehnlichst herbeigewünschten, entspannenden Parasympathikus. So können die Auswirkungen von chronischem Stress auf deinen Körper reduziert und gleichzeitig die Selbstheilungskräfte unterstützt werden.

Diese umfassende Wirkung erklärt sich darüber, dass die unzähligen Nervenbahnen des Vegetativums mit nahezu jedem Teil deines Körpers in Verbindung stehen. Deswegen können zahlreiche Beschwerden und Krankheiten allein über die Art und Weise, wie du atmest, positiv beeinflusst werden. Denke immer daran: Wir wollen den Spieß ja umdrehen und aus den selbstschädigenden Mustern herauskommen, in die du vielleicht durch z. B. Vielsitzen hineingerutscht bist.

Der Hauptnerv des Parasympathikus ist übrigens der Vagusnerv. Diesen kannst du effektiv über die Atmung aktivieren und somit viel besser in die Entspannung kommen. Körper, Geist und Seele kommen vermehrt zur Ruhe. Du schläfst besser, kommst tiefer in den Schlaf hinein und wachst hoffentlich nicht mehr so häufig auf. Es sei denn, die Blase drückt oder dein Partner gibt mal wieder laute Schnarchgeräusche von sich.

Wenn du tiefer und bewusster atmest, deaktivierst du hormonelle Stresssignale.

Entspannung und Ruhe sind auch das Stichwort auf hormoneller Ebene. Wenn du tiefer und bewusster atmest, deaktivierst du hormonelle Stresssignale. Der Parasympathikus übernimmt die Führung, die Stresshormone Adrenalin und Cortisol werden allmählich abgebaut, Stress quasi weggeatmet.

Atmen wirkt auf das Gehirn

Das kennst du bestimmt: Du sitzt mehrere Stunden hochkonzentriert am Schreibtisch, doch bemerkst nach und nach, dass dir die Augen allmählich zufallen. Der Fokus schwindet dahin. Erschöpft holst du dir einen Schluck Wasser oder Kaffee, in der Hoffnung auf einen Energieschub. Bei der Rückkehr in dein Arbeitszimmer bemerkst du, dass die Luft dort auch schon einmal besser war.

Beschwingt reißt du das Fenster auf und atmest tief ein. Du nimmst genussvoll mehrere tiefe Atemzüge und belüftest nach der langen Sitzphase so wieder alle Lungenabschnitte. Schon scheint der Sauerstoffmangel im Gehirn wie weggeblasen. Sofort fühlst du dich wacher und konzentrierter. Allein dank deiner Atmung und frischer Luft ist deine Denkfabrik wieder voll einsatzbereit.

Atmen wirkt auf Verspannungen

Zu guter Letzt hat die Atmung natürlich auch einen direkten Einfluss auf deine Verspannungen. Durch den Einfluss auf die Bauchorgane und das Gewebe wird insgesamt die Stoffwechsellage der Muskulatur verbessert. Über den Einfluss auf das vegetative Nervensystem und die Hormone werden zusätzlich die Schmerzsensibilität und der Spannungszustand der Muskeln verringert.

> Atmung hat einen direkten Einfluss auf deine Verspannungen.

Schaffst du es dann noch, über eine zielgerichtete Atmung bestimmte verspannte Regionen bewusst anzusteuern, erhöhst du den entspannenden Effekt auf die schmerzende Muskulatur nochmals. Auch die Mobilisierung und Öffnung des Brustkorbs führt zu einer allgemeinen Entlastung der arbeitenden Muskulatur. Wie du abermals sehen kannst, hat deine Atmung unzählige positive Auswirkungen. Bewusst zu atmen, wird daher natürlich auch Teil unserer praktischen Übungen sein.

Darum hilft Stressabbau

Über unsere Body-Mind-Methode möchten wir dich nachhaltig und zielführend entstressen! Warum Stressabbau so genial ist, kannst du dir bestimmt schon selbst erklären: Weniger Stress bedeutet weniger Stresshormone, weniger Anspannung und weniger Schmerzen. Eigentlich die perfekte Rückwärtsrolle für deine Gesundheit. Schon allein dadurch, dass du dieses Buch liest, baust du aktiv Stress ab. Also ist ein erster Schritt tatsächlich schon getan: Einer Studie der Universität Sussex zufolge können bereits sechs Minuten Lesen am Tag dabei behilflich sein, den aktuellen Stresspegel um bis zu 68 Prozent zu senken.[6] Der Grund dafür ist, dass du beim vertieften Lesen ruhig sitzt, du lenkst deinen Fokus nur

---

6   Lewis D: Galaxy Stress Research. Mindlab International 2009; Sussex University, UK.

auf das Buch und kannst dich dabei bewusst entspannen. Du vergisst deine Umwelt und die Alltagsprobleme und tauchst in eine andere Welt ein.

Genauso dienlich für den Stressabbau sind alle bis hierhin genannten Faktoren: die Bewegung, eine aufrechte Körperhaltung und vertiefte Atmung. Diese verschiedenen gewinnbringenden Aspekte werden z. B. durch Yoga hervorragend miteinander verbunden. Wenn du schon einmal Yoga praktiziert hast, weißt du, dass dabei über die Atmung, Haltung, Dehnung und Bewegung viel Stress aus dem Körper genommen wird. Danach fühlst du dich leicht, wohlig erschöpft und je nach Technik müde oder auch energiegeladen. Nutze auch diese Methode, um Stress aktiv abzubauen!

Allerlei Tipps zum Stressabbau

- Bewegung wie Spaziergänge oder Joggen an der frischen Luft
- Atemübungen, Beruhigungs- und Entspannungstechniken
- Meditation, autogenes Training oder progressive Muskelentspannung
- Yoga, Qi Gong oder Tai-Chi
- Visualisierungen (Fantasiereisen) und positive Glaubenssätze
- Achtsamkeit und Selbstliebe üben
- Lesen in einem guten Buch
- Smartphone abschalten, Pause machen und mal nicht erreichbar sein
- Ausreichender Schlaf, im Durchschnitt acht Stunden pro Nacht
- Ballaststoffreiche, ausgewogene Ernährung mit kohlenhydratreichen Vollkornprodukten, viel frischem Obst und Gemüse (Beispiele: Nüsse, Bananen, Haferflocken, Joghurt, Paprika, Avocado, Fisch, Spinat, Hülsenfrüchte, Quinoa)

Beim Yoga wird über Atmung, Haltung, Dehnung und Bewegung viel Stress aus dem Körper genommen.

Trotzdem solltest du ein wenig Geduld mitbringen. Dein Körper kann sich zwar schnell über seine Regelkreise auf Stress einstellen, doch der langfristige Stressabbau braucht einfach seine Zeit. Ist der Regelkreis deiner Stresshormone erst einmal nachhaltig gestört und aus dem Gleichgewicht, dann kann die tiefgreifende Erholung durchaus einige Wochen benötigen. Bitte stelle dich darauf ein.

Das passiert bei Stressabbau
Für eine etwas bildhaftere Beschreibung, was unter Stressabbau im Körper passiert, nutzen wir wieder den Zeitsprung in die Steinzeit. Du hast soeben den Säbelzahntiger erlegt, es dir am Feuer bequem gemacht, gespeist, und bemerkst nun die volle Entfaltung deines parasympathischen Anteils des Nervensystems – du erinnerst dich bestimmt: Das ist der für die Entspannung, Regeneration und Erholung sowie für Verdauung und Energieaufbau. Über die Ausscheidung von Stuhl und Harn fördert dein Körper zusätzlich die Entschlackung und Entgiftung. Die Pupillen werden verengt, denn dein Körper möchte nicht mehr in der gespannten Habachtstellung sein. So wird die Wahrnehmung des Außen zurückgefahren und der Fokus auf das Innen gelegt.

Auch die Bronchien werden verengt, denn Höchstleistungen werden deinen Muskeln gerade nicht mehr abverlangt. In Ruhe benötigen die Zellen von Gehirn und Muskulatur nicht mehr so viel Sauerstoff. Deshalb verlangsamen sich auch deine Herz- und Atemfrequenz, der Blutdruck sinkt und dein Puls wird ruhiger. In diesem regenerativen Zustand reduzierst du also intensiv deinen Stresspegel mit allen nachfolgenden positiven Auswirkungen. Hier betonen wir noch einmal die Erkenntnisse aus der Psychoneuroimmunologie, die du auf Seite 70 auch gerne nochmals nachlesen kannst.

Weniger Stress wirkt positiv und ganzheitlich auf Körper, Geist und Seele.

Wenn du deinen Stresslevel reduzierst, wirkt sich das kurz-, aber auch langfristig auf alle Körpersysteme aus.

Wenn du nun deinen Stresslevel reduzierst, wirkt sich das kurz-, aber auch langfristig auf alle Körpersysteme aus. Auch dein Immunsystem wird deutlich widerstandsfähiger gegenüber Krankheitserregern, Infekten und Erkältungen. Aber auch emotionale Tiefphasen wird dein Körper deutlich schneller und nachhaltiger in den Griff bekommen oder erst gar nicht entstehen lassen.

Das passiert beim Lächeln

„Lachen ist die beste Medizin." Auch dieses alte Sprichwort trifft den Nagel auf den Kopf. Wenn einer deiner Mitmenschen dir ein Lächeln schenkt, was passiert dann mit dir? Lachen und Lächeln sind einfach ansteckend. Versuche es doch gleich heute einmal auf der Straße, egal ob auf dem Weg zur Arbeit oder auf der Gassirunde mit dem Hund. Lächele Menschen an und grüße jeden ehrlich, freundlich und herzlich. Du wirst sehen, was dies positive Auswirkungen auf deine Mitmenschen, aber auch auf dich selbst hat.

Lächeln und Lachen ist ein Ausdruck von Wohlbefinden und Glück, nach innen und nach außen. Sage und schreibe 17 Gesichtsmuskeln werden beim Lachen aktiviert. Diese Gesichtsarbeit hat automatisch auch Auswirkungen auf deinen Parasympathikus, denn durch die Gesichtsbewegungen wird der sogenannte Fazialisnerv, der siebte Hirnnerv, stimuliert. Dieser Nerv aktiviert auf diese Weise dein entspannendes Nervensystem. Außerdem schüttet dein Körper durch dein Lachen richtig viele Glückshormone aus, welche beispielsweise dabei helfen, dein Schmerzempfinden zu reduzieren und die Ausschüttung von unerwünschten Stresshormonen zu hemmen.

Auch durch Lachen kommt es also zum vermehrten Abbau von Cortisol und zur allgemeinen Stressreduktion. Kein Wunder also, dass auch in Krankenhäusern immer häufiger Klinikclowns zum Einsatz kommen, die die Patientinnen und Patienten zum Lachen bringen.

Wir können aus der eigenen Familie eine lustige Anekdote hierzu berichten: Allein das Tragen eines großen, gelben Smileystickers auf der Latzhose während der monotonen Arbeit am Fließband hat bei vielen Arbeitskollegen zu einem Lächeln und Lachen geführt und Freude und Leichtigkeit in den Arbeitsalltag gebracht. Danke für diese schöne Erinnerung und beneidenswerte Positivität, Papa Knop!

> Durch Lachen kommt es zum vermehrten Abbau von Cortisol und zur allgemeinen Stressreduktion.

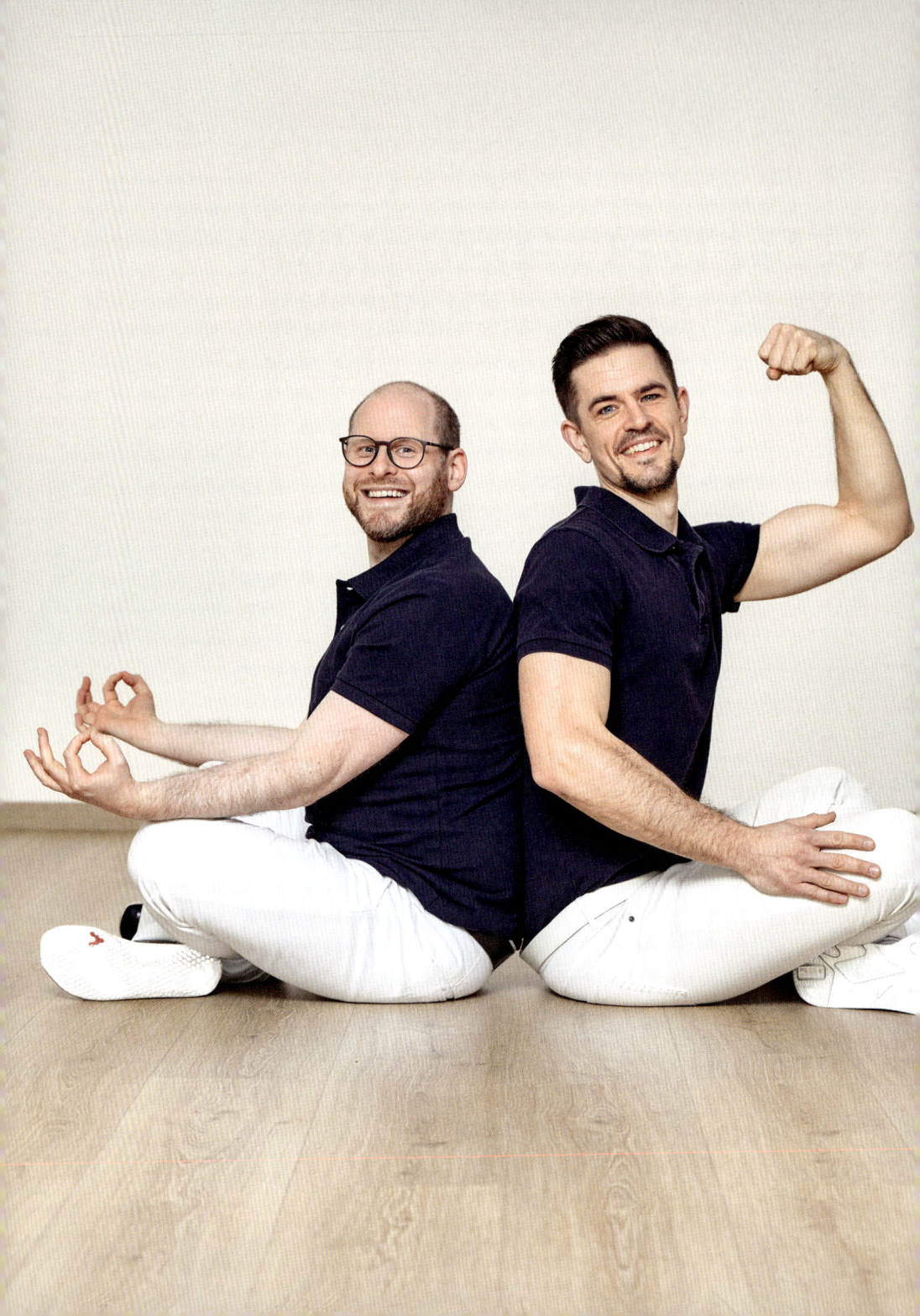

DEINE LÖSUNG:
DIE BODY-MIND-METHODE

Im ersten Kapitel haben wir uns gemeinsam die zahlreichen Ursachen für Verspannungen angeschaut sowie die komplexen Mechanismen, die dahinterstecken. Du hast gelernt, wie dein Körper sich selbst heilt und welche unterstützende Kraft und Maßnahmen er von dir benötigt. Mit diesem Hintergrundwissen können wir uns jetzt der Lösung deiner Verspannungen und deiner Verspanntheit widmen.

So funktioniert unsere Methode

Mit unserer Methode kann sich dein Körper wieder selbst regulieren und ein besseres Gleichgewicht finden. Zur Beeinflussung des gesamten Körpers wenden wir Übungen an, die lokal und regional ihren Ursprung haben, jedoch schließlich die Systeme ansprechen, die einen großen Hebel für deine Gesamtgesundheit haben. Hier ist dein vegetatives Nervensystem zu nennen oder die Qualität deiner Atmung.

Die von uns entwickelte Methode bietet dir einen einfachen und nachhaltigen Übungsansatz. Denn wie du auf den vorherigen Seiten gelernt hast, arbeitet und reguliert sich dein Körper immer von lokal zu regional und schließlich global, also deinen gesamten Körper betreffend. Das bedeutet, dass wir diese Prinzipien für uns nutzen können, um dem Körper Hilfe und Unterstützung anzubieten, um sich besser selbst zu regulieren und ein besseres Gleichgewicht zu finden.

Das Übungskonzept, welches wir für dich erarbeitet haben, zielt in der Regel darauf ab, den Weg zurückzuverfolgen und umzukehren, den dein Körper über die Zeit etabliert hat. Alle drei Hebelpunkte, die du im ersten Kapitel kennengelernt hast, sind immer enthalten: lokal, regional, global. Das bedeutet, dass die Übungen immer auch an wichtigen Knotenpunkten ansetzen. An wichtigen Muskeln, die einen großen Einfluss auf die gesamte Körperfunktion haben. An Körperstellen, die einen relevanten Bezugspunkt zu besonderen Nerven oder sogar dem gesamten Nervensystem haben. An Gelenken, deren freie Beweglichkeit und gute Versorgung eine gesunde Körperhaltung und effiziente Atmung erst möglich machen.

Unsere Übungen setzen immer an wichtigen Knotenpunkten an.

Aber auch Übungen für deinen Geist und mentale Power wirst du finden. Denn ein gesunder Geist wohnt in einem gesunden Körper und ein gesunder Körper braucht auch einen gesunden Geist. Sprechen wir also gemeinsam jede Zelle deines Körpers an.

Setzen wir die Hebel in Bewegung, um die Ursachen anzugehen und dich widerstandsfähiger gegen all die inneren und äußeren Einflussfaktoren zu machen, die dich mental und körperlich seit vielen Jahren belasten.

Im Praxisteil bieten wir dir effektive und leicht verständliche Methoden zur Selbsthilfe an: lösungsorientiert, langfristig und nachhaltig. Es handelt sich um eine kleine Anzahl an Übungen, die Wechselwirkungen zwischen Körper und Psyche berücksichtigen und synergistisch für maximalen Erfolg verbinden. Wichtig für uns ist, dass du alle Übungen unabhängig von äußeren Faktoren leicht in den Alltag integrieren kannst, und dass wirklich für jeden Übungen enthalten sind, unabhängig vom individuellen Leistungsstand.

Mit unserer Methode wirst du es schafften, die negative Spirale umzukehren, und ein ganz neues Lebensgefühl von Wohlbefinden und Entspannung zu erleben. Sie funktioniert, weil sie so einfach durchzuführen ist und trotzdem alle Ebenen der Selbstregulation verbindet. Mit der Body-Mind-Methode schaffst du es, die negative Spirale umzukehren und ein ganz neues Lebensgefühl von Wohlbefinden und Entspannung zu erleben.

> Die Body-Mind-Methode funktioniert, weil sie so einfach durchzuführen ist und alle Ebenen der Selbstregulation verbindet.

Hierauf nimmt unsere Methode Einfluss

Bevor du mit den Übungen beginnst, möchtest du garantiert wissen, welche Benefits dich erwarten, und was du konkret durch die Anwendung verbessern und positiv beeinflussen kannst: Schritt für Schritt wollen wir das Mosaikbild der ganzheitlichen Gesundheit zusammensetzen.

Einfluss auf die Muskeln

Zuallererst werden durch die Übungen gezielt bedeutsame und häufig von Verspannungen betroffene Muskeln angesprochen: die Kau- und Kiefergelenksmuskulatur, Nacken- und Schultermuskeln, die Rückenmuskulatur, die Muskulatur im Gesäßbereich (Po-

Muskeln), Muskeln der Unterarme und die Atemmuskulatur (vor allem Zwerchfell, Brustmuskulatur und Zwischenrippenmuskeln).

Das heißt, dass durch die Übungen immer auch bestimmte Muskeln entspannt und flexibler gemacht werden. Darüber hinaus entsteht eine positive Beeinflussung der Körperteile, die mit diesen Muskeln in Verbindung stehen, wie die Nerven oder das Nervensystem allgemein, die Atmung, Körperhaltung oder die Durchblutung.

Einfluss auf die Faszien

Da die Faszien alle anatomischen Körperstrukturen miteinander verbinden, wollen wir sie natürlich ebenfalls mit an Bord haben. Im Grunde lässt sich aber auch kaum eine Bewegung ohne ihr Zutun durchführen. Die Übungen haben vor allem auf die Verschieblichkeit und Flexibilität der Faszien einen positiven Einfluss, um mehr Bewegungsspielraum für ganze Körperabschnitte möglich zu machen.

Werden Bewegungseinschränkungen, Spannungen oder Verklebungen in den Faszien gelöst oder verringert, so hat dies wiederum eine äußerst positive Auswirkung auf deine aufrechte Körperhaltung, die Atmung sowie Verdauung.

> Werden Verklebungen in den Faszien gelöst oder verringert, hat dies eine positive Auswirkung auf deine aufrechte Körperhaltung.

Einfluss auf die Organe

Auch die Organe sprechen wir gezielt oder manchmal auch indirekt mit unserem Übungskonzept an: z. B. die Lungen und die Bauchorgane über eine Verbesserung der Atmung. Das Zwerchfell wird dabei eine sehr zentrale Rolle einnehmen. So, wie es auch in deinem Körper eine zentrale Position bekleidet, nämlich als Trennung zwischen Brustkorb und Bauchraum. Eine Trennung zwischen oben und unten.

Wenn deine Organe besser durchblutet und durch die Nerven besser versorgt werden, dann ist auch deine Verdauung und damit ebenfalls die Aufnahme und Verarbeitung der wichtigen Nährstoffe aus der Nahrung wesentlich verbessert. Und da dein Darm wichtige Hormone wie das Glückshormon Serotonin bildet, machen dich die Übungen im Endeffekt sogar glücklicher und helfen dir dabei, besser zu schlafen.

Einfluss auf die Gelenke

Selbstverständlich verbessern einige der konzipierten Übungen auch die Freiheit und Beweglichkeit gezielt ausgesuchter Gelenke, damit diese frei von Schmerzen und Entzündungen sind und vor allem andere wichtige Körperstrukturen wie Blutgefäße und Nerven nicht mit in den Abgrund ziehen. In unserem Konzept interessieren wir uns vor allem für die Gelenke der Wirbelsäule und des Brustkorbes sowie des Beckens bzw. der Hüften.

Die Wirbelsäule ist besonders interessant, weil unzählige Nerven von ihr abwandern. Nerven für die Muskeln, aber auch Nerven für die Organe. Dabei wollen wir nicht, dass du zum Schlangenmenschen mit überdurchschnittlicher Beweglichkeit wirst, sondern dass essenzielle Körperregionen frei von Belastung werden und dadurch noch größere Effekte auf deinen gesamten Körper und Geist entstehen.

Einfluss auf die Haltung

Da eine schlechte Körperhaltung so viele Probleme nach sich zieht, helfen unsere ausgewählten Übungen natürlich auch in diesem Bereich, eine Verbesserung und mehr Balance zu erreichen. Sie sprechen häufig verspannte Bereiche an, die dich quasi nach unten zum Boden ziehen. Etwa so, als würde jemand ständig kräftig an deiner Krawatte oder Halskette ziehen. Sind diese Spannungen gelöst, kann dein Körper wieder in eine gesunde Aufrichtung gelangen. Neben der Wirbelsäule spielt dabei wiederum das Zwerchfell eine besondere Rolle, ebenso wie der Hüftbeugemuskel Psoas. Du erinnerst dich, dass dieser häufig verspannt ist, wenn du viel Zeit im Sitzen verbringst.

> Da eine schlechte Körperhaltung so viele Probleme nach sich zieht, helfen unsere Übungen natürlich auch in diesem Bereich, eine Verbesserung und mehr Balance zu erreichen.

Ist deine Körperhaltung besser, funktioniert auch deine Atmung effizienter.

Ist deine Körperhaltung besser, funktioniert auch der gesamte Atemvorgang effizienter. Du siehst: Wird der Hebel an den richtigen Stellen angesetzt, können unglaubliche Kräfte frei werden. Noch zu erwähnen ist, dass eine gesunde, aufrechte Körperhaltung ebenfalls einen stärkenden mentalen Einfluss hat, z. B. durch ein größeres Selbstbewusstsein.

Unser Übungsprogramm umfasst aber auch tiefgreifende Veränderungen deiner inneren Haltung. Das Ziel ist eine Transformation deiner negativen Glaubenssätze hin zu positiven, bestärkenden Glaubenssätzen, welche dir mehr Urvertrauen, mehr Herz-Kopf-Verbundenheit und mehr Wertschätzung und Selbstliebe verleihen. So strahlst du auch von innen heraus. Du wirst durch die Übungen auch bemerken, wie sich dein Fokus verändert: Weg von Krankheit und Negativität, hin zu Gesundheit, Liebe, Natur, Vertrauen und Harmonie.

Und sobald sich dein System mehr und mehr in Balance begibt, wirst du im Alltag bemerken, dass deine Konzentrationsfähigkeit steigt, du mental klarer bist und einfach mehr Energie hast.

Einfluss auf die Atmung

Obwohl uns die Atmung selten wirklich bewusst wird, nämlich eigentlich nur, wenn unsere Atmung behindert ist oder wir gar keine Luft mehr bekommen, ist sie so ein elementarer Vorgang für unsere Gesundheit und das Leben wie kaum ein anderer Prozess im Körper. Die Atmung sorgt für ein gesundes Gleichgewicht zwischen Sauerstoff und Kohlenstoffdioxid, versorgt uns mit Energie und mobilisiert nahezu jeden Teil unseres Körpers in einem harmonischen Rhythmus, wie eine Welle im Ozean. Sie stimuliert die Durchblutung, das Abfließen von Sekreten, die Versorgung mit Sauerstoff, hat Bedeutung für den Säure-Basen-Haushalt und noch so vieles mehr.

Selbstverständlich müssen wir die Atmung und am Atemprozess beteiligte Strukturen mit in unser Übungsprogramm einbeziehen. Die einzelnen Übungen nehmen indirekt oder direkt darauf Einfluss und sorgen für frischen Wind. Lass dich also auf die Kraft deiner Atmung ein!

Einfluss auf das Nervensystem

Auch das Nervensystem spielt eine so übergeordnete Rolle, dass wir es unbedingt als Hebel nutzen möchten. In der Body-Mind-Methode packen wir es gleich an mehreren Stellen an: einmal im Bereich des Bauches über den sogenannten Solarplexus für eine verbesserte Nervenversorgung deiner Bauchorgane. Darüber hinaus erzielen wir ein Ansprechen über das vegetative Nervensystem allgemein. Denn ist das Vegetativum wieder in Harmonie, kommst du aus dem negativen Zirkel der Anspannung und Verspannungen heraus, fühlst dich gelassener, entspannter und ausgeglichener. Unruhe, Reizbarkeit und Spannungen wird der Kampf angesagt.

Das Sonnengeflecht Solarplexus wird übrigens als energetisches und emotionales Zentrum bezeichnet. Es ist ein Geflecht aus Nervenfasern, vor allem des Sympathikus und Parasympathikus. Für wichtige Regulationsprozesse und für deine inneren Organe dient es der Umschaltung und Weiterleitung wichtiger Informationen in den Bauchraum. Dies fördert die Durchblutung und Organfunktion.

Einfluss auf die Hormone

Die Body-Mind-Methode hat ebenfalls zum Ziel, tiefgreifenden Einfluss auf die zahlreichen Botenstoffe des Körpers zu nehmen. Auch hier werden wir bewusst über die Übungen jene Körperregionen aktivieren und stimulieren, die mit der Hormonbildung, dem Abbau von Hormonen oder der Hormonausschüttung zu tun haben. Als besondere Vertreter nennen wir hier das Langzeitstresshormon Cortisol und das Glückshormon Serotonin. So wirst du allein durch die Verbesserung deiner Atmung und Zwerchfellfunktion einen positiven Einfluss auch auf alle Hormone erreichen, die

Die Body-Mind-Methode sorgt für eine Verbesserung der Atmung, nimmt Einfluss auf Botenstoffe und die Bewegungsfreiheit deiner Gelenke.

von den Nieren und Nebennieren gebildet und ausgeschüttet werden.

Die Benefits der Body-Mind-Methode

• Mehr Entspannung, erholsamer Schlaf
• Weniger Verspannungen und Anspannung – körperlich und mental
• Besseres Körpergefühl und verbesserte Beweglichkeit
• Verbesserte Körperhaltung und Durchblutung
• Weniger Entzündungen und weniger Schmerzen
• Verbesserte Blutdruckregulation
• Verbesserte Verdauung, dadurch gesteigerte Nährstoffaufnahme
• Positive, stärkende Glaubenssätze und Stimmungsaufhellung
• Widerstandsfähigkeit gegen Stressfaktoren
• Verbesserte Atmung
• Erhöhte Konzentrationsfähigkeit
• Mehr Energie, innere Ruhe und Gelassenheit
• Stärkeres Selbstbewusstsein und mehr Selbstliebe
• Mehr Wertschätzung der Gesundheit und des eigenen Körpers
• Positivere Ausstrahlung und damit positivere Wahrnehmung durch Mitmenschen

So funktioniert das 4-Wochen-Übungsprogramm

Die Body-Mind-Methode vereint unseren ganzheitlichen Ansatz von Ursache und Wirkung, damit du nach nur vier Wochen einen Satz nicht mehr sagen musst: "Ich bin immer so verspannt."

Keine Sorge! Die Übungen sind leicht verständlich, schnell durchzuführen, gut bebildert und haben insgesamt den Anspruch, dir auf allen vorher beschriebenen Ebenen Entspannung, Entlastung und Lockerheit zu verschaffen. Mit dem im theoretischen ersten Teil erlangten Wissen wird es dir gelingen, die Übungen effektiv, erfolgreich und nachhaltig für dich anzuwenden.

Wir haben viel Wert darauf gelegt, mit den jeweils einzelnen Übungen gleich mehrere Fliegen mit einer Klappe zu schlagen.

Das bedeutet, dass eine Übung positiven Einfluss auf mehrere Körperstrukturen, Körpersysteme oder auch deinen Geist hat. Ebenfalls finden wir es wichtig, den Sinn und die Bedeutung einer jeden Übung klar für dich herauszustellen. Eine Übung ist umso effektiver, je besser du die Mechanismen dahinter verstehst und einordnen kannst. Möglicherweise kommen dir einige Übungen in einer gewissen Form bekannt vor.

Immer ist unser Wunsch, dass du verstehst, warum gerade diese Übung dir weiterhelfen wird, deine Verspannungen endlich loszuwerden. Aus diesem Grund findest du für jede Übung eine aufschlussreiche Erläuterung der jeweiligen Wirkung auf deinen Körper und Geist. Immer getreu dem Motto, ganzheitlich gesund zu werden, und nicht nur ein Symptom kurzfristig wegzudrücken.

> Alle Übungen wirken immer ganzheitlich auf mehrere Körpersysteme.

Lies dir zu Beginn alle zehn Übungen zunächst aufmerksam durch. Vielleicht möchtest du dabei einzelne Übungen auch gleich ausprobieren und spüren, welchen Effekt die jeweilige Übung auf dich und dein System hat. Womöglich wird dich auch eine Übung besonders ansprechen.

Der Plan ist, dass du dir für die erste der insgesamt vier Wochen aus den Übungen eins bis neun insgesamt drei Übungen auswählst, die dir bei der ersten Durchführung oder beim ersten Durchlesen am besten gefallen haben oder dir für deine Beschwerden den größten Mehrwert bieten. Die letzte Übung Nummer zehn kommt erst in der vierten und damit letzten Woche hinzu.

Woche 1

Deine drei ausgewählten Übungen führst du in der ersten Woche täglich mindestens einmal durch. Nimm dir die Zeit für eine bewusste und korrekte Ausführung und fokussiere mit allen Sinnen auf die Übung, die du in diesem Moment gerade durchführst. Es geht uns eben nicht darum, Übungen einfach aneinanderzureihen, sondern wir möchten dich in deiner Körperwahrnehmung schulen und dabei alle Sinne im System Körper, Geist und Seele mitnehmen, um eine wirkliche tiefgreifende Veränderung zu erzielen.

Am letzten Tag der ersten Woche führst du alle Übungen von eins bis neun durch. Danach bewertest du erneut deinen Body-Mind-Index. Hier ist jetzt ein erster Vergleich mit deiner Beurteilung vor Beginn des Übens interessant, also mit deiner Startmarke. Lass dich überraschen, was sich nach einer Woche vielleicht schon verändert hat.

Woche 2

Deine bisher durchgeführten drei Übungen täglich werden nun entweder durch andere ersetzt oder du stockst deine Übungsanzahl auf sogar sechs Übungen auf. Hier ist wieder wichtig: Du entscheidest das, und du wählst wieder nach deinem Empfinden aus. Dein Body-Mind-Index wird dir dabei helfen.

Wichtig: Es dürfen in dieser zweiten Woche maximal sechs Übungen täglich durchgeführt werden – mindestens einmal am Tag, also wie in Woche eins. Am letzten Tag der zweiten Woche führst du wieder alle Übungen von eins bis neun durch. Auch die Fragen zu deinem Body-Mind-Index beantwortest du erneut und ziehst einen Vergleich.

Woche 3

Mit diesen Erkenntnissen entscheidest du zu Beginn der dritten Woche, ob die bisherigen Übungen beibehalten werden, drei Übungen hinzugefügt werden oder drei Übungen für die kommende Woche ausgetauscht werden sollen. Wieder schaust du also ganz genau auf deine Bedürfnisse und passt deinen Wochenplan flexibel an. Wichtig für deine Ausführungen bleibt der volle Fokus auf deine Übungen. Immer schön gewissenhaft, bitte! Am Ende der dritten Woche ermittelst Du abermals deinen Body-Mind-Index, um dir deine Veränderungen bewusst zu machen.

Woche 4

In Woche vier hast du nun folgenden festen Übungsplan: entweder mit allen Übungen von eins bis neun oder deine ausgewählte Übungsanzahl, bei der du schon Routine gewonnen hast. In dieser letzten Woche folgt zusätzlich jetzt noch die Übung Nummer zehn. Sie rundet unsere Body-Mind-Methode ab und ist eine mentale Superübung. Sie ist gleichzeitig sehr simpel, trotzdem für viele Menschen gar nicht so einfach durchzuführen. Wir sind gespannt, wie du diese Übung empfinden wirst.

Zum Abschluss gehst du schließlich noch einmal die sechs Fragen des Body-Mind-Index durch, um zu beurteilen, was sich alles in den vier Wochen für dich verändert hat.

Du findest in jeder einzelnen Übungsbeschreibung unterschiedliche Stufen. Für dich gilt: Beherrschst du Stufe eins und fühlst du dich in der Ausführung sicher? Kannst du den Fokus in der Übung gut halten und möchtest weitere Aspekte der Body-Mind-Methode in die Übung einbauen? Dann erweiterst du die Übung mit Ausführung der Stufe zwei und, falls möglich, danach mit der dritten Stufe. Auch hier entscheidet wieder deine subjektive Einschätzung.

Stufe zwei und drei sind Angebote, die jeweilige Übung noch ganzheitlicher und effektiver zu gestalten. Aber wir möchten natürlich nicht, dass du dich dazu genötigt fühlst, wenn es Schwierigkeiten verursacht oder sich einfach nicht gut für dich anfühlt.

Eine Sonderstellung nimmt Übung Nummer drei ein, die verschiedene Varianten beinhaltet, die keine stufenartige Steigerung darstellen, sondern eher jeweils unterschiedliche Muskelgruppen ansteuern. Du kannst diese Varianten einfach hintereinander üben, sobald du die Basisausführung gut beherrschst.

> Dein 4-Wochen-Übungsprogramm kannst du durch verschiedene Schwierigkeitsstufen und Varianten individuell gestalten.

Bevor es losgeht: dein Body-Mind-Index

Bevor du mit unserer Body-Mind-Methode startest, nimm dir bitte einige Minuten Zeit, um deinen Body-Mind-Index zu bestimmen. Er wird dir am Ende der vier Wochen unseres gemeinsamen Übungszeitraums ein klares Bild über deine Erfolge aufzeigen.

Beim Body-Mind-Index bestimmst du dein subjektives Verspannungsgefühl und Wohlbefinden. Beurteile den jeweils aktuellen "Ist-Zustand" deines Body-Mind-Systems auf einer Skala von null bis zehn. Führe dieses Assessment am besten schriftlich durch beziehungsweise halte die Ergebnisse digital oder auf Papier fest. Beantworte diese sechs Fragen ehrlich:

1. Wie ist deine subjektiv empfundene Anspannung im gesamten Körper?
2. Wie ist dein subjektives Stressempfinden?
3. Wie wohl fühlst du dich aktuell in deinem Körper?
4. Wie stark ist die Anspannung und Verspannung in der schmerzhaftesten Region deines Körpers?
5. Wie empfindest du deine Körperhaltung, aufrecht oder eher zusammengesackt?
6. Welche Zahl von null bis zehn gibst du deinem Body-Mind-Wohlbefinden insgesamt?

Nach der ersten Beurteilung deines Body-Mind-Index ist die Startmarke gesetzt, sie bildet die Grundlage für alle Übungen, die nun folgen. Du hast dir klar gemacht, wie es um deinen Body-Mind-Index in diesem Moment bestellt ist. Im Verlauf der kommenden Übungswochen wirst du ihn jedes Mal aufs Neue überprüfen, und im Anschluss an die letzte Woche ebenfalls noch einmal. So wirst du deine Übungserfolge und alle Veränderungen sehr gut nachvollziehen können.

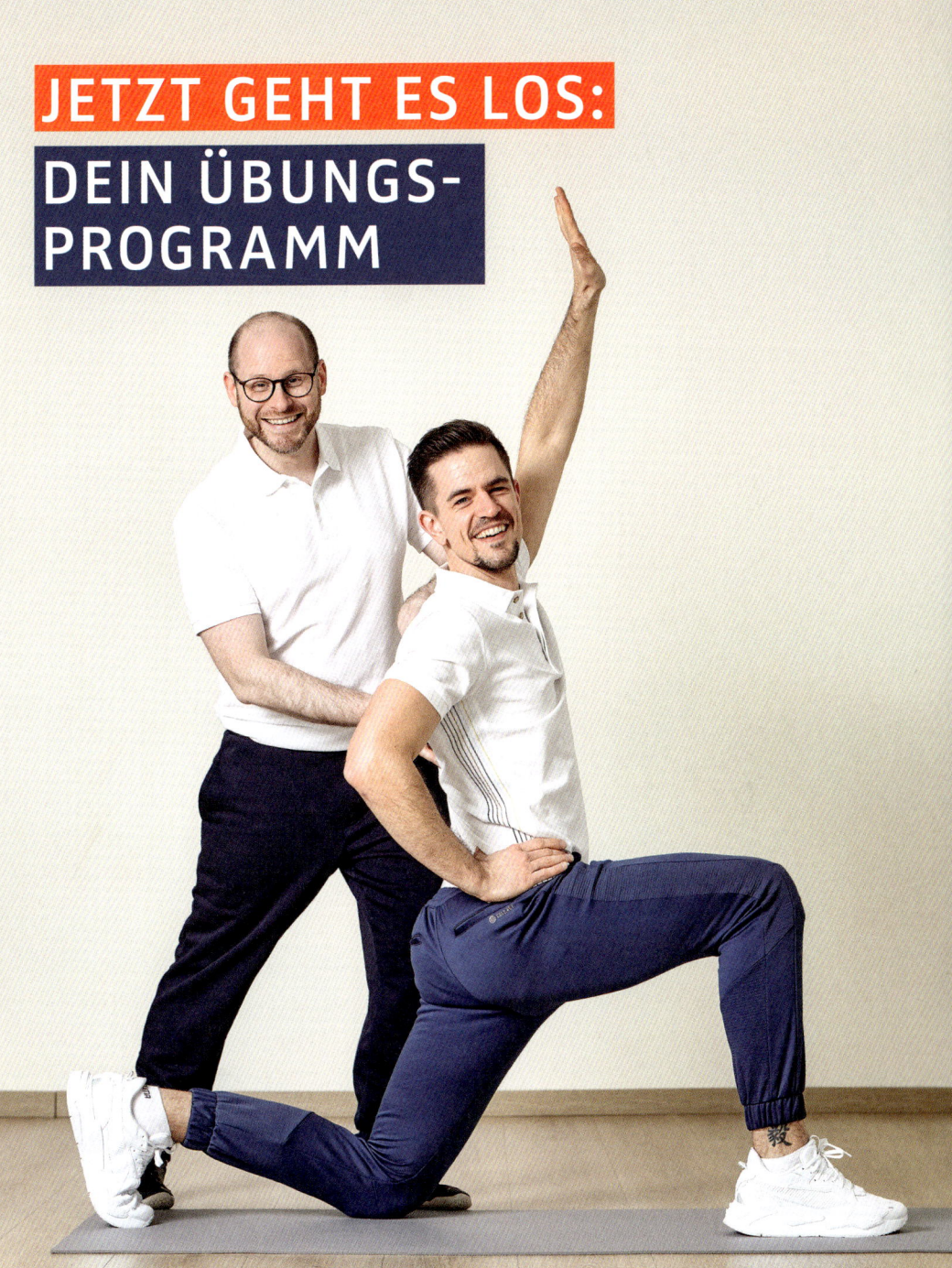

JETZT GEHT ES LOS:
DEIN ÜBUNGS-PROGRAMM

Übung 1

In Kürze: Darauf hat diese Übung Einfluss

• Augen
• Vegetatives Nervensystem
• Nackenmuskeln
• Zwerchfell und Atmung
• Verdauung
• Stressabbau
• Energiezentren (Chakren)
• Glaubenssätze (Affirmationen)

Ausgangsposition

Wähle eine bequeme Sitzposition oder lege dich entspannt auf den Rücken. ❶

Ausführung

Stufe 1   Lege deine Finger sanft auf die geschlossenen Augen. Zu empfehlen sind entweder nur der Zeigefinger, nur der Mittelfinger oder Zeige- und Mittelfinger zusammen. ❷ Wichtig dabei ist, keinen Druck auf die Augäpfel auszuüben, sondern den einen oder beide Finger nur ganz sanft aufzulegen, sodass es sich für dich angenehm anfühlt. Lass jetzt für 90 Sekunden die Ruhe und Entspannung im Hier und Jetzt auf dich wirken. Danach löst du die Finger und öffnest die Augen.

❯ **3-mal 90 Sekunden wiederholen**

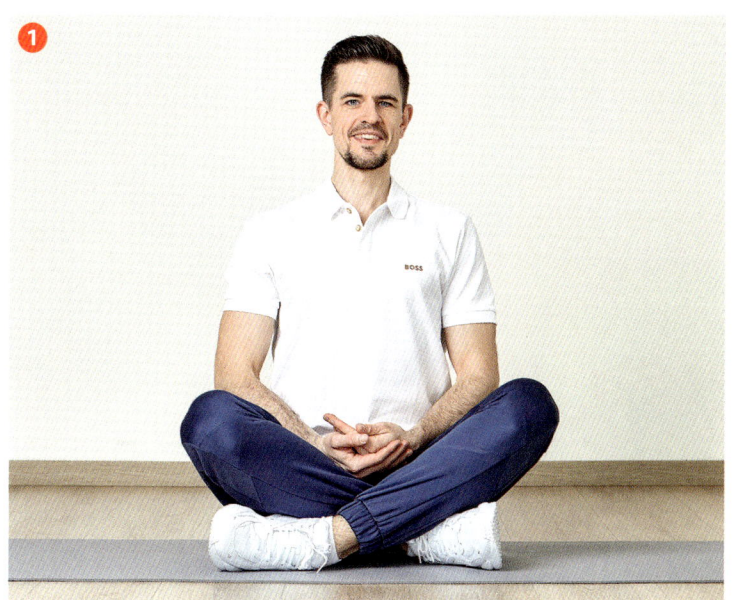

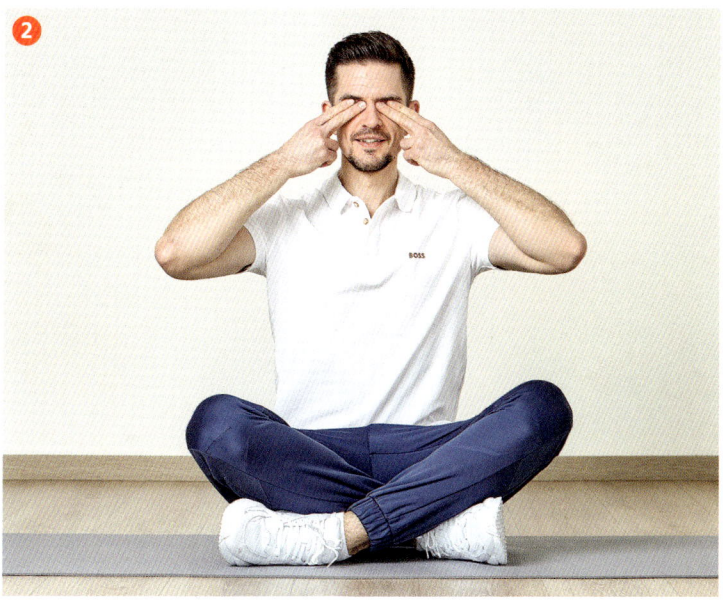

Stufe 2   Nun nimmst du zusätzlich noch deine bewusste Atmung hinzu. Konzentriere dich in den jeweils 90 Sekunden darauf, tiefe Atemzüge zu machen, sodass sich bei der tiefen Einatmung dein Brustkorb möglichst weit ausdehnt, um sich mit der Ausatmung wieder zu senken. ❸

❯ 3-mal 90 Sekunden wiederholen

Stufe 3   Für die Durchführung dieser Variante ist es wichtig, dass du dir vorab den Infokasten über die Chakren ansiehst (Seite 114), denn jetzt nutzt du eine zusätzliche Visualisierung. Du stellst dir vor, wie sich mit deiner tiefen Einatmung das Wasser eines Springbrunnens seinen Weg durch deine Körpermitte bahnt: vom Steißbein hoch bis oben aus der Schädeldecke und wieder neu beginnend von unten aufsteigend. ❹ Versuche zu spüren, ob der Springbrunnen ohne Widerstände durch deinen Körper hochsteigt, oder ob du auf einer Ebene ein Stocken oder eine Blockade wahrnimmst.

❯ 3-mal 90 Sekunden wiederholen

Zum Abschluss der dritten Stufe nimmst du dir einen kurzen Moment Zeit und spürst, welches Energiezentrum für dich am dominantesten vom Wasser des Springbrunnens hervorgehoben wurde oder sich aber am deutlichsten beeinträchtigt anfühlte. Wenn du das Gefühl hast, dass ein bestimmtes Chakra Unterstützung und Zuwendung braucht, wähle bitte eine dazugehörige Affirmation aus dem Infokasten aus. Affirmationen sind bejahende und zustimmende Glaubenssätze, die als Ichaussagen formuliert werden. Du wiederholst sie mehrere Male in Gedanken und spürst wieder nach, welchen Effekt dies auf deinen Körper hat.

❯ 2 bis 3 Minuten üben

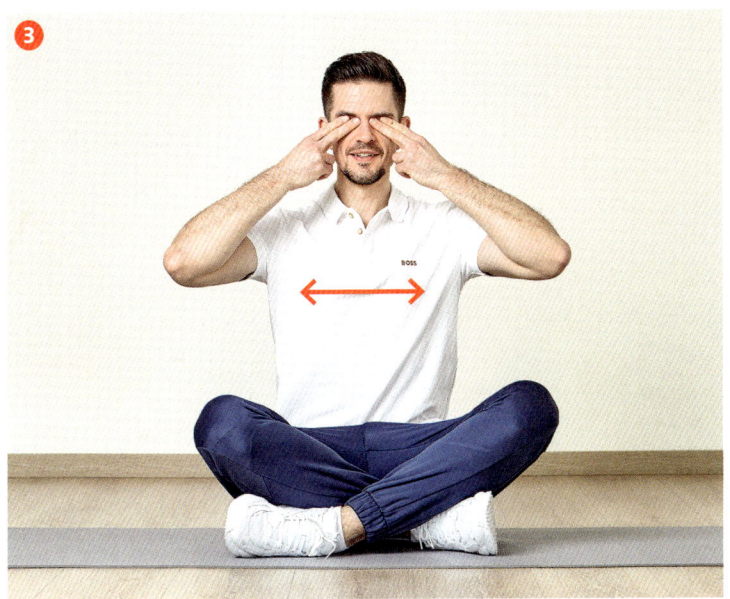

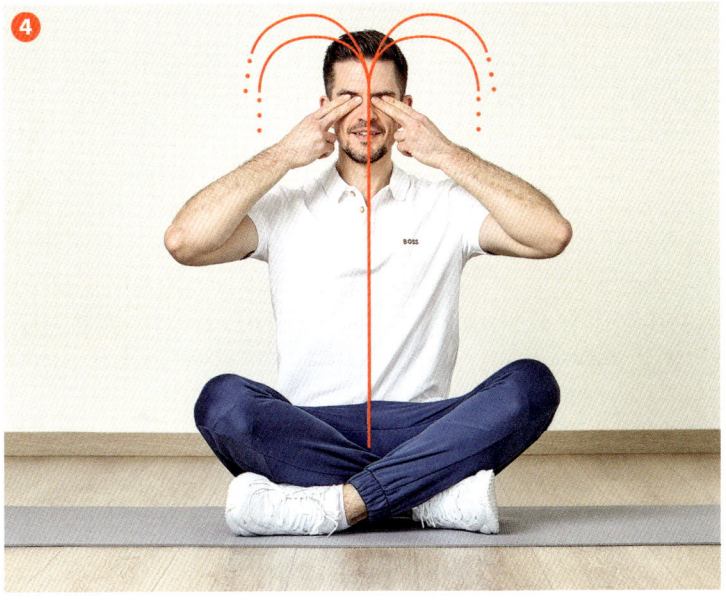

Die Effekte im Detail

Augen

Über den sanften Fingerkontakt auf die geschlossenen Augen hast du einen unmittelbaren Kontaktpunkt zum zentralen Nervensystem, denn die Augen sind direkte Ausstülpungen deines Gehirns und bedeuten den visuellen Zugang zur Außenwelt. Der Zustand der geschlossenen Augen an sich entspannt dich, indem äußere visuelle Reize reduziert werden.

Vegetatives Nervensystem

Gleichzeitig erzielst du über den Kontakt mit den Fingern eine Entspannung des vegetativen Nervensystems. Der Kontakt auf den Augäpfeln beeinflusst auch den dritten von insgesamt zwölf Hirnnerven, den sogenannten Nervus oculomotorius, welcher neben zwei anderen Nerven für die kleinen, feinen Mikrobewegungen deiner Augen zuständig ist. So erreichst du mit dieser Übung eine allgemeine Entspannung und Beruhigung von Körper und Geist.

Nackenmuskeln

Gleichzeitig kommt es zusätzlich zur Entspannung der kurzen hinteren Nackenmuskulatur über die Reflexverbindung zwischen deinen Augen und den Nackenmuskeln.

Zwerchfell und Atmung

Über die tiefen Atemzüge während dieser Übung, und die damit verbundene Ausdehnung des Brustkorbes in der zweiten Stufe, mobilisierst du einerseits deine Rippengelenke im hinteren Brustkorb. Zusätzlich erreichst du eine Hemmung des sogenannten sympathischen Grenzstranges, der sich rechts und links neben deiner Wirbelsäule auf Höhe der Rippengelenke befindet, was ebenfalls die Entspannung fördert. Du darfst dir diesen Grenzstrang wie eine schnurartige Perlenkette vorstellen. Dieser Bereich ist häufig sehr überreizt und verspannt.

Verdauung

Hinzu kommt, dass das Zwerchfell bei tiefer Atmung über die Lungen dem gesamten Körper mehr Sauerstoff zur Verfügung stellen kann, woraus auch eine insgesamt bessere Durchblutung resultiert. Da der sympathische Grenzstrang ebenfalls wichtig für die Ansteuerung der Bauchorgane ist, hast du beispielsweise einen positiven Einfluss auf deine Verdauung.

Stressabbau

Der Solarplexus als emotionales, vegetatives Zentrum fährt ebenfalls herunter und dein Nervensystem kann sich beruhigen, Stress abgebaut werden.

Energiezentren (Chakren)

Über die Visualisierung in Stufe drei stärkst du dein energetisches Zentrum und deine Mitte. Die einzelnen Energiezentren, die Chakren, werden aktiviert. Dadurch soll sich die Wahrnehmung zu den zugeordneten Themen (siehe Kasten) verändern und energetische Blockaden, die Einfluss auf die betreffenden Lebensbereiche haben, sollen sich lösen.

Glaubenssätze (Affirmationen)

Wir haben dir hier die sieben Hauptchakren mit ihren jeweiligen Attributen und aus Körpersicht von unten nach oben zusammengestellt. In der Visualisierungsübung kannst du dir entsprechend die jeweiligen Affirmationen ins Bewusstsein rufen.

Die 7 Chakren: Bedeutung und Affirmationen

Chakra bezeichnet ein rundes Energiezentrum im menschlichen Körper und bedeutet wörtlich Rad. Yogameister haben in ihren Meditationen diese Chakren entdeckt und beschrieben. Es handelt sich um Energiezentren, die für unterschiedliche Lebensbereiche und Themen stehen. Chakra-Affirmationen sind positive Aussagen, die du verwenden kannst, um dein Chakra-Gleichgewicht zu verbessern.

1. Wurzelchakra Hat zu tun mit: Stabilität, Urvertrauen, Instinkt, Durchsetzungsfähigkeit, Überleben
- *Ich bin geerdet und tief verwurzelt in Mutter Erde.*
- *Ich schenke meinem Körper Wertschätzung und Liebe, so wie er ist.*
- *Ich höre auf meinen Körper und verstehe seine Bedürfnisse.*
- *Ich habe Vertrauen in mein Leben.*

2. Sakralchakra Hat zu tun mit: Sexualität, Gefühle, Erotik, Kreativität, Begeisterungsfähigkeit
- *Ich habe Zugang zu meiner Kreativität und bringe sie zum Ausdruck.*
- *Ich bin offen für die Fülle und Freude in meinem Leben.*
- *Ich schätze mich selbst und den Ausdruck meiner Gefühle wert.*

3. Solarplexuschakra Hat zu tun mit: Persönlichkeit, Wille, Macht, Verarbeitung von Erlebnissen und Gefühlen, Weisheit
- *Ich bin mir meines Selbstwertes bewusst.*
- *Ich bringe mein Selbst und meine Willenskraft zum Ausdruck.*
- *Ich übernehme Verantwortung für mein Denken und Handeln.*
- *Ich treffe Entscheidungen, die mich in meinem Leben stärken.*

4. Herzchakra Hat zu tun mit: Liebe, Beziehung, Mitgefühl, Heilung, Herzenswärme
- *Ich bin offen, um Liebe bedingungslos zu geben und zu empfangen.*
- *Ich bringe Mitgefühl und Liebe für mich und andere zum Ausdruck.*

• *Ich lasse Verletzungen los, und erlaube meinem Herzen zu heilen.*
• *Ich führe mein Leben aus einem liebevollen Herzen heraus.*

5. Halschakra Hat zu tun mit: Offenheit, Kommunikation, Inspiration, Ausdruck
• *Ich kommuniziere mit klarem Geist und achtsamen Worten.*
• *Ich bin ehrlich und wahrhaftig mit mir selbst.*
• *Ich bringe meine Gefühle und meine Meinung deutlich zum Ausdruck.*
• *Ich spreche die Wahrheit, mit Liebe und Überzeugung.*

6. Stirnchakra Hat zu tun mit: Willenskraft, Intuition, Wahrnehmung, Erkenntnis
• *Ich bin in Kontakt mit meiner inneren Weisheit und Führung.*
• *Ich bin offen für meine Intuition und die Quelle meines Lebens.*
• *Jede Lebenssituation ist eine Möglichkeit für Wachstum und Heilung.*

7. Kronenchakra Hat zu tun mit: Spiritualität, höchste Erkenntnis, Bewusstheit, universelles Bewusstsein
• *Ich erkenne meine Konditionierung und gehe über meine Glaubenssätze hinaus.*
• *Die universelle Energie schwingt in mir.*
• *Ich bin ein göttliches Wesen und lebe in Verbundenheit mit dem großen Ganzen.*
• *Ich bin offen für die Fülle und Weisheit des Universums.*

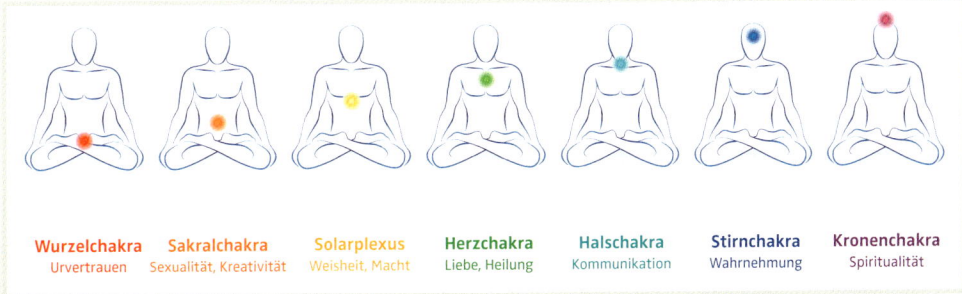

Wurzelchakra	**Sakralchakra**	**Solarplexus**	**Herzchakra**	**Halschakra**	**Stirnchakra**	**Kronenchakra**
Urvertrauen	Sexualität, Kreativität	Weisheit, Macht	Liebe, Heilung	Kommunikation	Wahrnehmung	Spiritualität

Übung 2

In Kürze: Darauf hat diese Übung Einfluss

- Trigeminusnerv
- Kopfschmerzen
- Kaumuskulatur und Kiefergelenk
- Schwindel und Ohrengeräuschen (Tinnitus)
- Stressabbau
- Anspannungszustände (körperlich wie innerlich)
- Nasennebenhöhlenbeschwerden (HNO-Bereich)

Ausgangsposition

Setze dich aufrecht und entspannt in den Schneidersitz oder auf einen Stuhl. Dabei bleibst du aktiv und lehnst dich nur sanft an die Rückenlehne (falls vorhanden) an. ❶

Ausführung

Stufe 1   Lege nun mit einem Pinzettengriff (Daumen und Zeigefinger der gleichen Hand) die Finger auf die Austrittsstellen des fünften Hirnnervs (Trigeminusnerv). Alternativ kannst du auch den Zeigefinger jeweils beider Hände nutzen. Insgesamt gibt es auf jeder Gesichtshälfte drei Austrittsstellen des Trigemniusnervs bzw. drei Druckpunkte. Diese befinden sich etwa in einer Linie oberhalb des Auges ❷, unterhalb des Auges ❸ und am Kinn ❹ (nächste Seite). Schau dir die exakten Stellen auf den Bildern an.

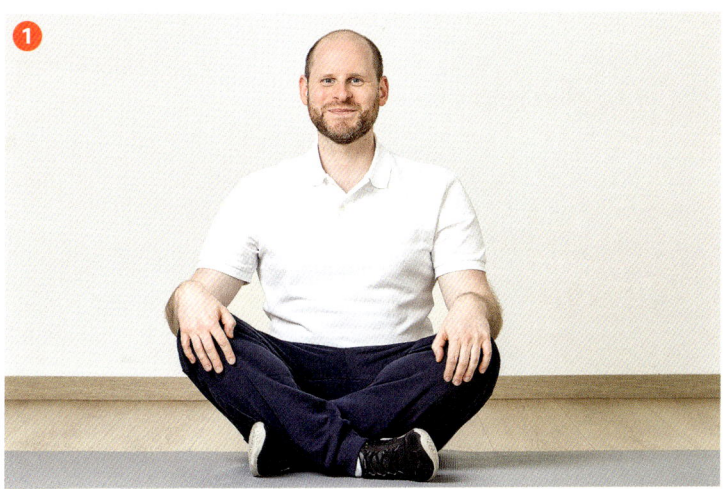

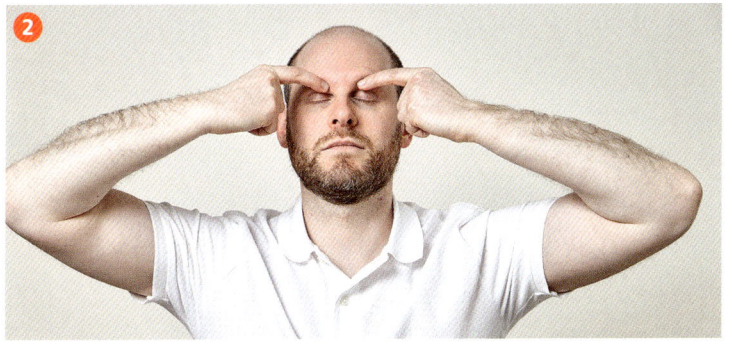

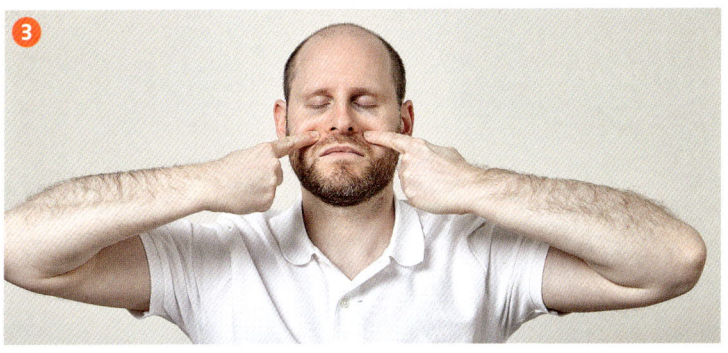

Dort übst du – beidseits jeweils immer auf gleicher Höhe – mit deinen Fingern einen leichten Druck in die Tiefe aus und hältst diesen über 90 Sekunden, bevor du zum nächsten Punkt weitergehst. Der Druck sollte nicht zu intensiv sein, ein leichter Schmerz ist in Ordnung.

Hinweis: Ein sehr intensiver Druckschmerz, vor allem im Bereich oberhalb und unterhalb der Augen, kann auf eine akute oder chronische Nasennebenhöhlenentzündung hinweisen, welche z. B. ursächlich für chronische Kopfschmerzen sein kann.

Zum Ende dieser Übung hältst du für die Entspannung der Kiefergelenksmuskeln ebenfalls für 90 Sekunden noch die Druckpunkte im Bereich deiner zwei großen Kaumuskeln (Masseter- und Temporalismuskel) ❺. Sieh dir auch hierzu die Bebilderung an. Wichtig ist, immer beide Seiten zu behandeln. Und auch hier sollte die Druckintensität nicht zu stark sein, sondern eher so, dass es sich für dich wie ein wohltuender Schmerz anfühlt.

Sowohl an den Druckpunkten für den Trigeminusnerv als auch für die Kaumuskeln solltest du innerhalb der gehaltenen jeweils 90 Sekunden eine zunehmende Entspannung und zugleich Verringerung des Druckschmerzes verspüren.

❯ 90 Sekunden pro Druckpunkt (4 Stück)

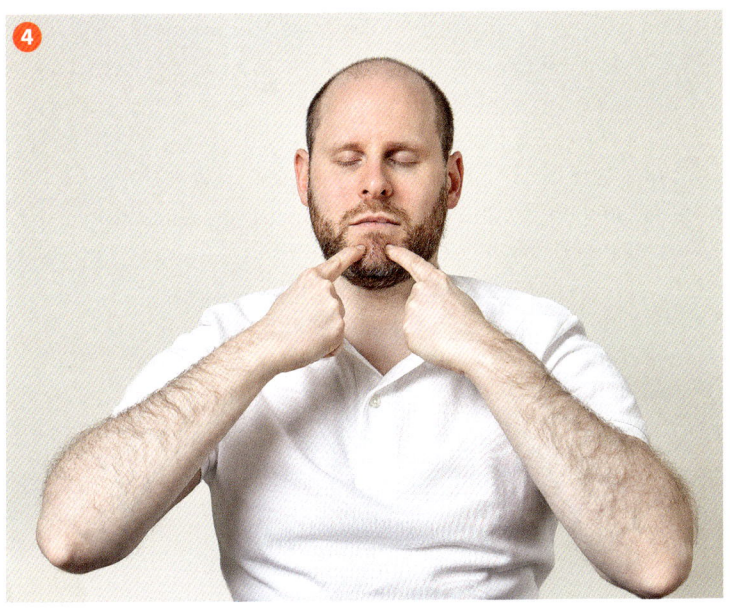

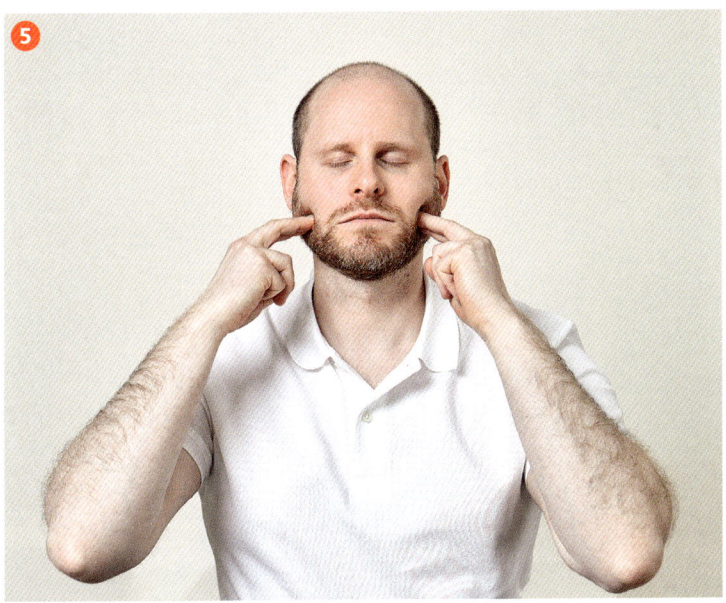

Stufe 2   Du erweiterst die Übung nun, indem du während des Haltens der vier Druckpunkte im Gesicht ein gleichmäßiges Summen hinzufügst. Auch dies wieder über jeweils 90 Sekunden pro Druckpunkt. Wir empfehlen ein langgezogenes „Mmmm". Spüre nach, welche Schwingungen durch das Summen im Kopf- und Halsbereich entstehen.

❯ **90 Sekunden pro Druckpunkt (4 Stück)**

Stufe 3   Bei dieser Steigerung gönnst du dir nach der Behandlung der vier Druckpunkte samt dem Summen eine kurze Pause. Atme drei Atemzüge lang tief in den Bauch hinein und beiße anschließend für 10 Sekunden die Zähne fest zusammen. Auch die Augen kneifst du fest zu und versuchst, so viele Gesichtsmuskeln wie möglich anzuspannen. Du ziehst also eine richtige Grimasse. **6**

Danach lässt du alles wieder locker und spürst der Entspannung der Kau- und Gesichtsmuskulatur nach. In dieser Stufe nutzt du das Prinzip der bewussten Anspannung, das dir vielleicht aus der progressiven Muskelentspannung bekannt ist, um anschließend bewusst zu entspannen. Zur Verstärkung der Entspannung kannst du auch gerne noch einmal den Mund so weit öffnen, wie es dir möglich ist, oder 2- bis 3-mal intensiv gähnen.

❯ **3-mal wiederholen**

Bonusübung

Als Bonusübung kannst du dir im Alltag bewusst machen, wie oft du tatsächlich die Zähne aufeinanderpresst. Wenn du einige Situationen ausgemacht hast, versuche künftig genau in diesen Momenten die Kaumuskulatur bewusst loszulassen und zu entspannen, sodass deine Zähne bei geschlossenem Mund nicht aufeinanderliegen, sondern ein bisschen Abstand dazwischen ist.

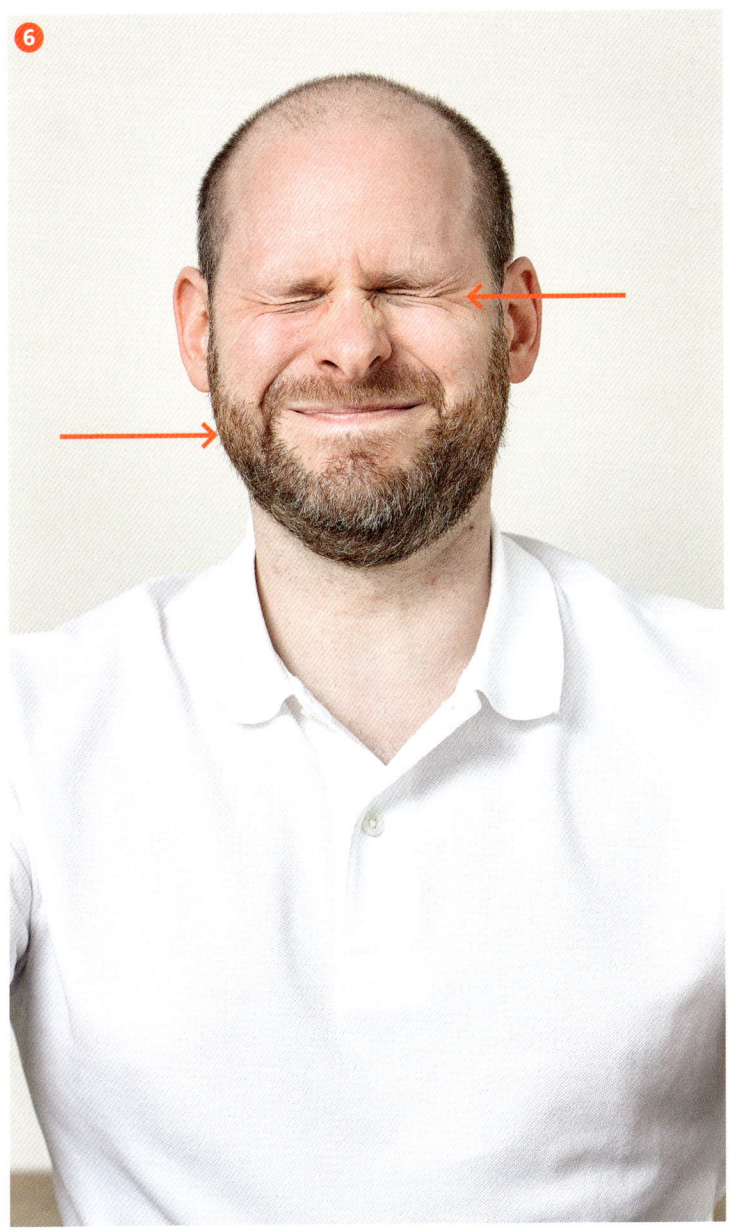

Die Effekte im Detail

Trigeminusnerv

Der fünfte Hirnnerv wird auch als Drillingsnerv bezeichnet, da er die drei Bereiche der Gesichtshaut oberhalb und unterhalb des Auges und am Kinn versorgt. Er sendet unserem Gehirn jeden Kontakt oder Reiz in diesen Regionen. Gleichzeitig ist er wichtig für unsere Mund- und Nasenschleimhaut.

Kopfschmerzen

Da dieser Nerv auch die Hirnhäute sensibel versorgt, sind ihm Kopfschmerzen zuzuschreiben.

Klassisch wird dieser Nerv gereizt oder irritiert durch Stress und Anspannung der Kaumuskulatur. Vielleicht kennst du die Redewendungen: „Ich beiße mich durch!" oder: „Einfach die Zähne zusammenbeißen und durch"" Aber auch der unterbewusste nächtliche Stressabbau über Knirschen oder Pressen mit den Zähnen können hier Schuld haben.

Kaumuskulatur und Kiefergelenk

In genau diesen Fällen des nächtlichen Knirschens ist der Trigeminusnerv überaktiv und lässt deine Kaumuskulatur nicht mehr locker werden. Über die Druckpunktübung erreichst du sofort eine Spannungsreduktion und somit eine allgemeine Entspannung, die auch tief ins Nervensystem reicht.

Schwindel und Ohrengeräuschen (Tinnitus)

Da das Kiefergelenk engen Bezug zum Ohr hat, kann die Entspannung der beteiligten Muskeln und des Nervs auch einen positiven Einfluss auf Beschwerden wie Schwindel, Ohrgeräusche oder Tinnitus haben. Anspannungen der Kaumuskeln werden dir durch regelmäßiges Üben bewusst, Kiefergelenksblockaden können sich lösen.

Stressabbau

Über die Summtöne der zweiten Übungsstufe erreichst du eine Vi-
bration des Kehlkopfes und des Rachens und somit eine Entspannung des neunten und zehnten Hirnnervs. Diese beiden Nerven
(Nervus glossopharyngeus und Vagusnerv) sind extrem wichtig
für das entspannende, beruhigende und energiegewinnende para-
sympathische Nervensystem. Wenn du möchtest, kannst du diesen Teil des Nervensystems auch gern immer mal wieder zwischen-
durch im Alltag über das Summen aktivieren. Sei es im Auto, an
der Ampel oder in der Warteschlange an der Kasse.

Anspannungszustände (körperlich wie innerlich)

Durch das bewusste An- und Entspannen in der dritten Übungsstufe sowie das Bewusstsein darauf, ob du die Zähne öfter zusam-
menbeißt, wird deine Selbstwahrnehmung in Situationen ge-
schult, in denen dein System oft auf Autopilot schaltet und einfach nur funktioniert. Du wirst durch regelmäßiges Üben immer
besser wahrnehmen, wie sich der Unterschied zwischen An- und
Verspannungen deines Organismus und aktivem Loslassen anfühlt.

Nasennebenhöhlenbeschwerden (HNO-Bereich)

Das Summen hat übrigens auch eine lösende Wirkung auf festsit-
zende Sekrete im HNO-Bereich, also z. B. bei hartnäckigen Erkältungen oder Problemen mit den Nasennebenhöhlen.

Übung 3

In Kürze: Darauf hat diese Übung Einfluss

• Schulter- und Nackenmuskeln (Trapezius, Kopfwender, Schulter-blattheber)
• Vagusnerv
• Phrenikusnerv (Versorgung des Zwerchfells)
• Kopfgelenke (z. B. Atlas = erster Halswirbel)
• Kopfschmerzen, Schwindel, Ohrengeräusche

Ausgangsposition

Du nimmst eine bequeme Sitzposition ein ❶ oder stellst dich auf-recht hin. Falls du stehst, bitte die Füße schulterbreit geöffnet aufstel-len.

Ausführung

Stufe 1 Drehe deinen Kopf so weit nach rechts, wie es geht. ❷ Aus dieser endgradigen Position führst du kleine Nickbewegungen durch, die du als leichtes Dehnungsgefühl im Nacken wahrnehmen solltest. ❸ Führe die Bewegungen für 90 Sekunden durch, danach wechseln die Seite und drehe den Kopf nach links.

Mache für jede Seite zwei Durchgänge. Du kannst das Ausmaß der Nickbewegung während der Übungsdurchführung variieren und diese manchmal kleiner und manchmal größer machen.

❯ **2-mal 90 Sekunden für jede Seite**

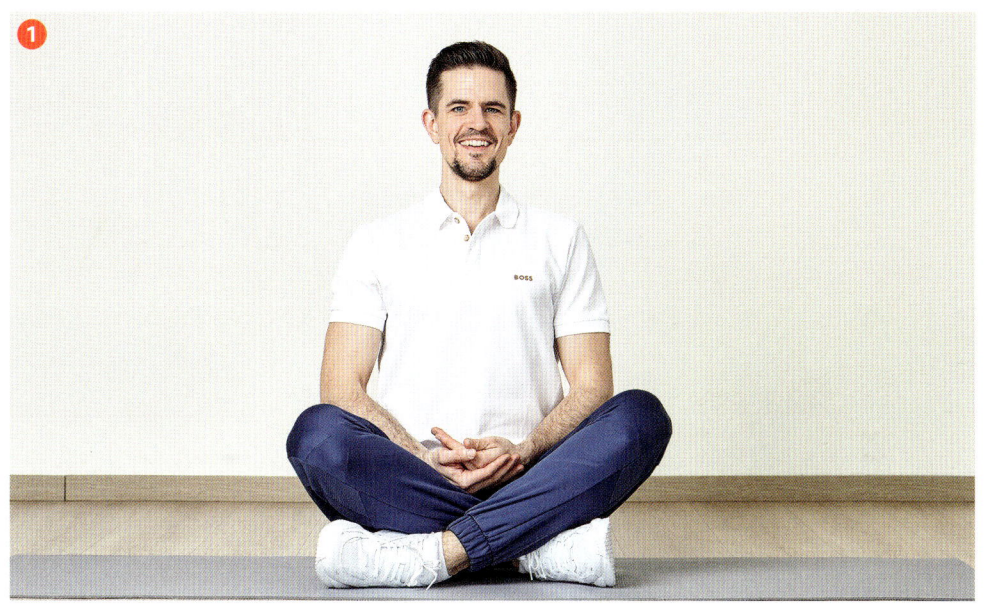

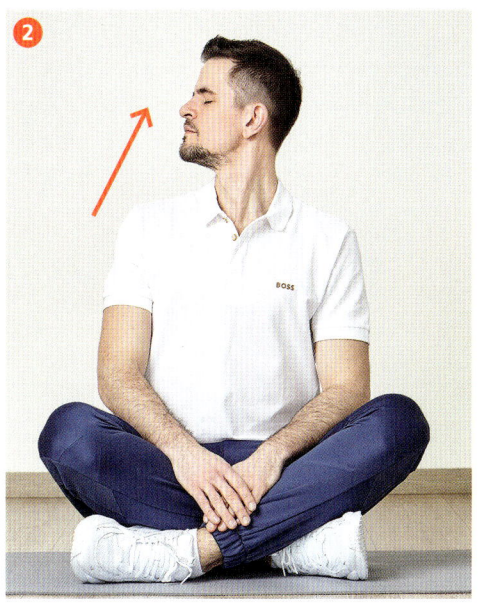

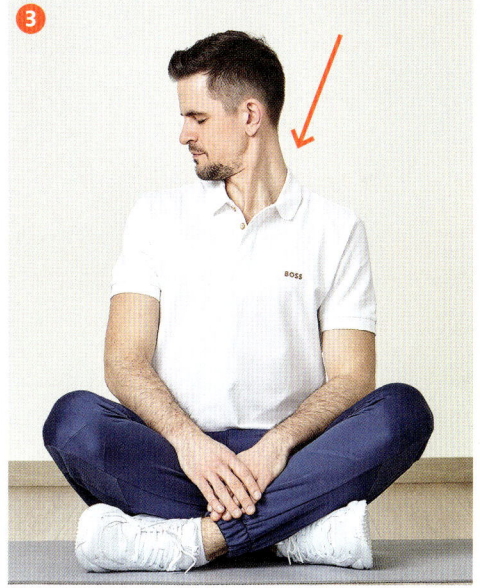

Stufe 2   Jetzt neigst du deinen Kopf: Führe dein rechtes Ohr so weit zur rechten Schulter, wie es dir möglich ist. In dieser Position drehst du nun den Kopf um eine vorgestellte Achse, die senkrecht durch deinen Kopf verläuft: Du rotierst den Kopf dabei so, dass du einmal nach links oben **4** und einmal nach rechts unten **5** schaust. Dies ist eine dynamische Dehnung für den Trapezius und den Schulterblattheber, welche beide wichtige Funktionen im Schulter-Nacken-Bereich übernehmen und sehr häufig stark verspannt sind. Wiederhole die Drehbewegung 15-mal, bevor du die Seite wechselst.

Auf der linken Seite führst du nach Neigen des Kopfes zur Seite wieder um eine vorgestellte senkrechte Achse die Drehbewegungen aus. Dieses Mal schaust du im Wechsel jeweils nach rechts oben und nach links unten. Auch hier wiederholst du die Drehbewegungen 15-mal. Achte gerade bei dieser Übung darauf, die Bewegungsachse gut zu halten und die Bewegungen sauber auszuführen, sodass du jeweils eine Dehnung in den Endpositionen wahrnehmen kannst.

❯ **1-mal 15 Wiederholungen für jede Seite**

Stufe 3   Nun folgt die Doppelkinnübung. Stell dir einen Faden vor, der vom Scheitel bis zur Decke reicht. An diesem Faden richtest du dich auf. Dein Oberkörper sollte auch möglichst aufgerichtet sein. Als Nächstes versuchst du, dein Kinn in eine Doppelkinnposition zu bringen. **6** Wichtig ist es hierfür, dass deine Augen und deine Nase immer geradeaus gerichtet bleiben und nicht nach oben oder unten abweichen.

Jetzt schiebst du deinen Kopf als Ganzes nach hinten. Hierfür kannst du die Fingerspitzen beider Hände zur Hilfe nehmen und vorne am Kinn anlegen bzw. ein wenig nachschieben. In der Endposition solltest du eine leichte Dehnung der Nackenmuskeln verspüren sowie gegebenenfalls auch eine leichte Anstrengung in der vorderen und seitlichen Halsmuskulatur. Dies ist normal.

Bleibe bitte in der Endposition für eine tiefe Ein- und Ausatmung und gehe dann wieder in die Ausgangsposition des Kopfes zurück.

❯ **3-mal 15 Wiederholungen**

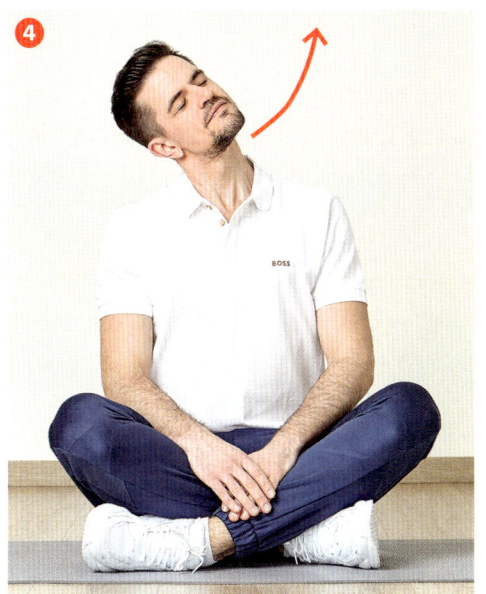

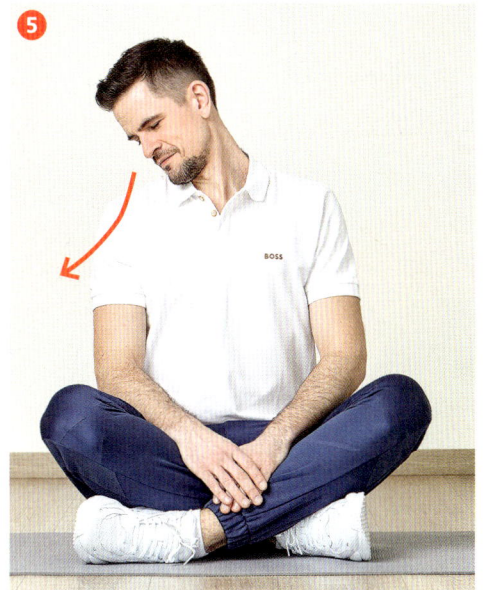

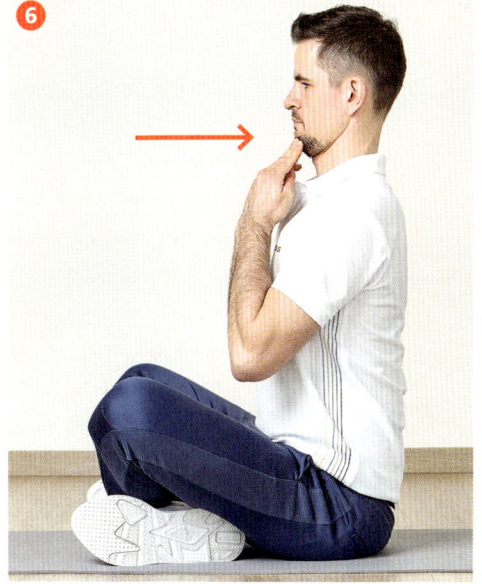

Die Effekte im Detail

Schulter- und Nackenmuskeln (Trapezius, Kopfwender, Schulterblattheber)

Alle drei Varianten zielen besonders auf den Schulter-Nacken-Bereich ab. Mit Variante 1 mobilisierst du die Kopfgelenke, insbesondere die kurze Nackenmuskulatur. Auch der erste Halswirbel (Atlas) wird durchbewegt. Hinzu kommen die Dehnungen des Kopfwenders (Sternocleidomastoideus), des Trapezius sowie des Schulterblatthebers, also der seitlichen, hinteren und vorderen Hals- und Schulter-Nacken-Muskulatur. Diese Muskeln sind sehr häufig von Verspannungen betroffen und haben aufgrund ihres Ansatzes und Ursprungs auch Auswirkungen auf andere Körperregionen: z. B. den Ohrenbereich, die Schlüsselbeine, Schulterblätter und das Schulterdach. Das bedeutet, dass diese Muskeln großen Einfluss auf die Funktion der Schultern haben.

Deshalb ist beispielsweise die zweite Übungsvariante auch sinnvoll bei Beschwerden im Schultergelenk oder Armbereich.

Vagusnerv

Ebenso wird bei Drehung des Kopfes mit leichtem Nicken der Vagusnerv auf seinem Weg abwärts in Richtung Bauchorgane mobilisiert. Der Einfluss auf diesen Nerv erfolgt bei seinem Austritt aus dem hinteren Schädelbereich. So erreichst du nicht nur lokal eine Mehrdurchblutung im Nacken, sondern auch eine Entspannung und Beruhigung über den Parasympathikus im gesamten Körper.

Auf seinem Weg nach unten beeinflusst der Vagusnerv viele wichtige Körperstrukturen auf positive Weise. Dazu gehören insbesondere die Schilddrüse und der Rachen-Kehlkopf-Bereich, Herz, Lungen und ein Großteil der Bauchorgane. Bei Übungsvariante zwei wird der Vagusnerv gut angesteuert.

Phrenikusnerv (Versorgung des Zwerchfells)

Ebenso wird der Phrenikusnerv angesteuert, der das Zwerchfell versorgt. Über die dynamische Bewegung der Halswirbelsäule kommt es zu einer harmonisierenden Stimulation auch dieses Nerven. Hier ist wichtig zu wissen, dass der Phrenikusnerv seinen Ursprung aus der mittleren Halswirbelsäule nimmt, welche durch diese Übung effizient mobilisiert wird.

Kopfgelenke (z. B. Atlas = erster Halswirbel)

Variante drei, die Doppelkinnübung, ist für die Haltung im Übergang zwischen Hals- und Brustwirbelsäule sehr wichtig und effektiv, da oft viel Belastung von der oberen Brustwirbelsäule genommen werden kann, wie sie etwa bei statischen Haltungspositionen wie der Büroarbeit auftritt.

Die Übung hilft dir dabei, wieder eine gesunde Position des Kopfes auf dem Rumpf zu etablieren. Sie dehnt die hinteren und teilweise seitlichen Nackenmuskeln und kräftigt die vordere Halsmuskulatur. Gleichzeitig wird der Bereich der Kopfgelenke und der schon angesprochene Atlas mobilisiert.

Kopfschmerzen, Schwindel, Ohrengeräusche

Die Mobilisation des Atlas erhöht die Flexibilität der Muskulatur und den Bewegungsspielraum der Kopfgelenke, sodass sich Verspannungen und Blockaden lösen lassen. Mitunter hat dies auch positiven Einfluss auf Kopfschmerzen und Schwindel oder Ohrengeräusche.

Übung 4

In Kürze: Darauf hat diese Übung Einfluss

- Brustmuskulatur und aufrechte Körperhaltung
- Schultergelenke und Schulterblätter
- Brustkorb, Brustwirbelsäule, Rippengelenke
- Zwerchfell und Atmung
- Solarplexus und Verdauung

Ausgangsposition

Lege dich entspannt auf den Rücken, am besten auf eine Matte oder einen Teppich. Falls dein Kopf sehr stark in der Überstreckung liegt, kannst du gerne ein Kopfkissen unterlegen. Und sollte dir der untere Rücken in dieser Position Schmerzen bereiten, kannst du ebenfalls ein Kissen, eine Decke oder eine andere Art Polster unter deine Knie-kehlen legen und so den Rücken entlasten. Deine Arme legst du in U-Haltung entspannt nach oben über den Kopf ausgestreckt auf dem Boden ab. **❶** Die Handflächen zeigen in Richtung Raumdecke.

Ausführung

Stufe 1   Jetzt bewegst du beide Arme langsam und rhythmisch hoch und runter. **❷**, **❸** Die Arme gleiten dabei über den Boden und halten den Kontakt jederzeit bei. Versuche, das Bewegungsausmaß vollends auszuschöpfen. Solltest du Schmerzen in den Schultergelenken spü-ren, führst du diese Übung nur bis zu einer leichten Schmerzgrenze aus. Du solltest während des Übens eine dynamische Dehnung der Brustmuskulatur und teilweise auch im Bereich der Schulterblätter verspüren.

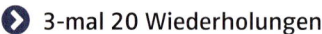 **3-mal 20 Wiederholungen**

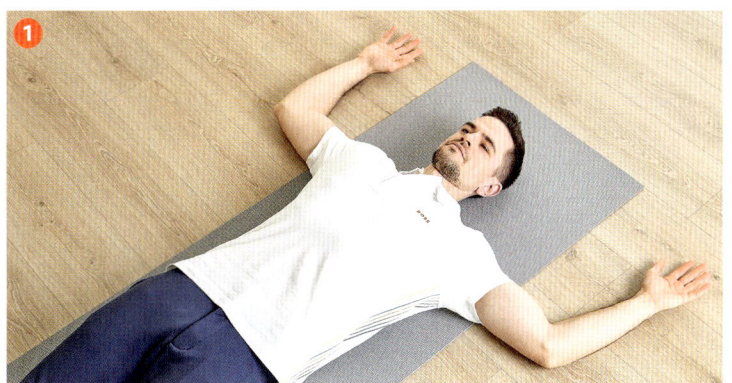

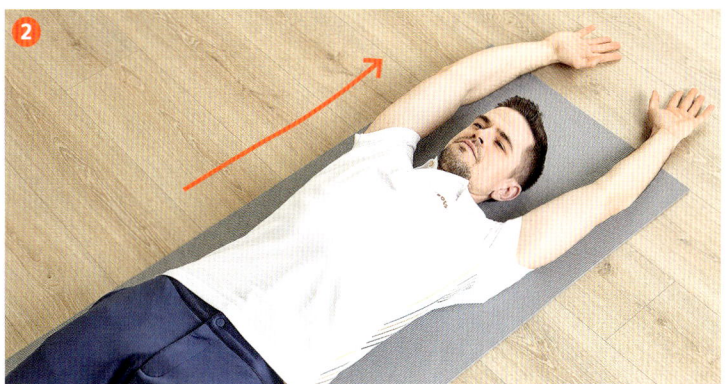

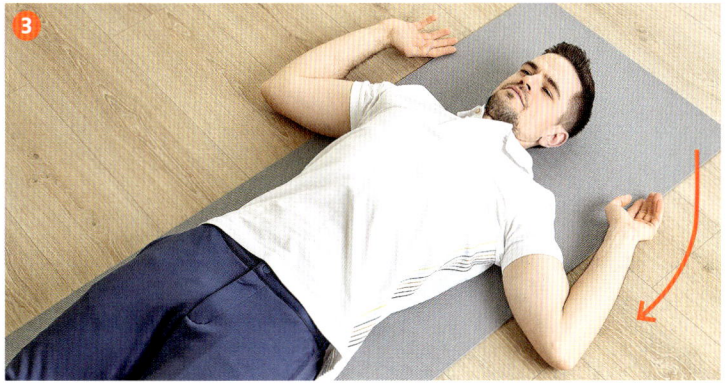

Stufe 2   Die Bewegung der Arme behältst du bei, führst diese jetzt allerdings im Atemrhythmus aus. ④, ⑤ Hierbei ist es wichtig, tiefe Atemzüge durchzuführen, und den Brustkorb intensiv aufzublähen und zu öffnen.

❯ 3-mal 15 Wiederholungen

Stufe 3   Für diese Stufe wechselst du die Handposition und gehst mit den Fingerkuppen beider Hände mit leichtem Druck unter beide Seiten des Rippenbogens. ⑥ Dies kann anfangs ein wenig unangenehm sein, sollte aber bei Halten des Drucks für 90 Sekunden allmählich eine Verbesserung zeigen. Über den Druck mit den Fingern unter den Rippenbögen kontaktierst du das Zwerchfell.

Du kannst diese Stufe alternativ auch jeweils in den Pausen der Übungswiederholungen der anderen beiden Stufen durchführen.

❯ 1-mal 90 Sekunden halten

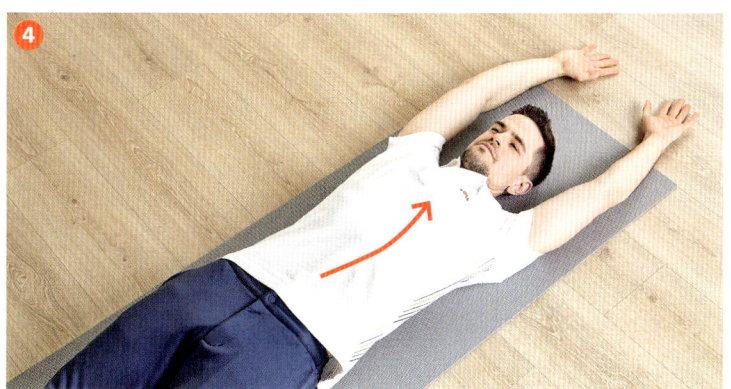

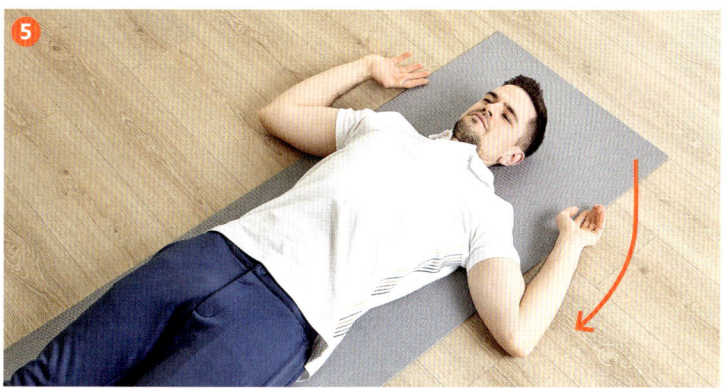

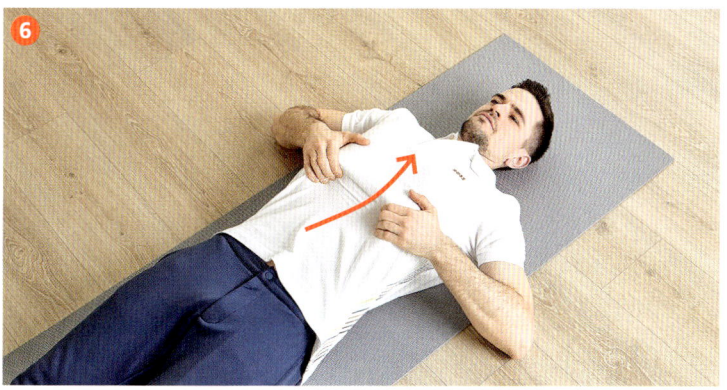

Die Effekte im Detail

Brustmuskulatur und aufrechte Körperhaltung

Da die Brustmuskulatur aufgrund von monotoner Haltung häufig verkürzt und verspannt ist, ist diese Übung für eine aufrechte, gesunde Körperhaltung umso wichtiger. Durch die Übung entsteht eine dynamische Dehnung der verschiedenen Muskelfaserverläufe, was zu einer muskulären Entspannung führt und die Flexibilität verbessert. Dadurch gewinnt dein Oberkörper bessere Verhältnisse für eine aufrechte Körperhaltung.

Da durch den Bereich der Achselhöhle wichtige Nerven für die Arme hindurchziehen, können sich durch Entspannung der Brustmuskeln auch Beschwerden wie Schmerzen, Taubheit oder Kribbeln in den Armen, Händen und Fingern verbessern.

Schultergelenke und Schulterblätter

Des Weiteren ist die Brustmuskulatur im Bereich der Schultern befestigt und hat somit einen wesentlichen Einfluss auf die Beweglichkeit und Funktion des Schultergelenkes und der Schlüsselbeine. Die Beübung der Brustmuskeln kann also Schultergelenkbeschwerden bessern.

Durch die Bewegung der Arme werden die Schultergelenke sowie Schulterblätter mobilisiert, samt der beteiligten Muskeln rund um den Bereich des Schulterblattes. Dies fördert eine gesunde Funktion deiner Schulter- und Armbewegungen sowie die Mobilität des Schulterblattes auf dem Brustkorb, was ebenfalls für die Aufrichtung des Oberkörpers und schmerzfreie Schultern wichtig ist.

Außerdem kann die Bewegung und dynamische Dehnung der umgebenden Muskeln bei Verspannungen und Schmerzen im Bereich der Schulterblätter, aber auch der Halswirbelsäule und des Nackens helfen. In manchen Fällen kann ein weiterer Effekt sein, dass die Schultergelenke oder das Schulterblatt bei Bewegung nicht mehr so stark knacken.

Brustkorb, Brustwirbelsäule, Rippengelenke

Einerseits durch die Atembewegung, andererseits über die aktive Bewegung der Arme, kommt es zu einer verbesserten Beweglichkeit aller beteiligten Gelenke des Brustkorbes und der Brustwirbelsäule. Die Rippengelenke können sich besser bewegen, Blockaden in der Brustwirbelsäule lösen. Der gesamte Brustkorb wird geöffnet und weit gemacht. Dies gibt ein sehr angenehmes Gefühl von Freiheit und endlich wieder richtig durchatmen zu können!

Zwerchfell und Atmung

Zu guter Letzt ist die Brustmuskulatur über das Anheben der Rippen auch an der Atembewegung beteiligt. Über die Aktivität der Brustmuskulatur, die bewusste, tiefe Ein- und Ausatmung und die Entspannung des Zwerchfells wird die gesamte Atemfunktion angesprochen und verbessert. Sauerstoff und Kohlenstoffdioxid können effektiver aufgenommen und abgegeben werden, die Bauchorgane werden vermehrt bewegt, und die allgemeine Durchblutung wird unterstützt.

Wenn das Zwerchfell sich gesünder und ökonomischer bewegt, hat dies über den versorgenden Phrenikusnerv ebenfalls eine positive Auswirkung auf die Halswirbelsäule und mögliche Verspannungen in diesem Bereich.

Solarplexus und Verdauung

Auch der Solarplexus wird durch die Bewegungen des Zwerchfells in seiner Aktivität beeinflusst, was seinerseits die Durchblutung und Funktion der Bauchorgane sowie die Verdauung verbessert.

Übung 5

In Kürze: Darauf hat diese Übung Einfluss

- Brust- und Bauchmuskulatur
- Schultergelenke und Schlüsselbeine
- Zwerchfell und Atmung
- Brustkorb, Brustwirbelsäule, Rippengelenke
- Vegetatives Nervensystem (Sympathikus)
- Lendenwirbelsäule, Becken, Kreuzdarmbeingelenk (Iliosakral-gelenk)
- Gesäßmuskulatur (z. B. Piriformismuskel)
- Aufrechte Körperhaltung
- Solarplexus
- Verdauung

Ausgangsposition

Lege dich entspannt auf den Rücken ❶, wir empfehlen wie bei der vorherigen Übung die Rückenlage auf einer Matte oder einem Teppich. Sollte der Kopf etwas stärker überstreckt aufliegen, legst du wieder ein Kissen unter. Ebenso ein Polster unter die Knie bei vorhandenen Beschwerden im unteren Rücken.

Ausführung

Stufe 1   Zu Anfang winkelst du das rechte Bein an und legst deine linke Hand auf das rechte Knie. Nun führst du das angewinkelte Bein über dein linkes Bein nach links rüber, sodass sich dein Becken ebenfalls zu dieser Seite mitdreht. Den Oberkörper versuchst du möglichst gerade in Rückenlage beizubehalten. Den rechten Arm streckst du nach rechts oben und außen und versuchst dabei, deine rechte Schulter in Kontakt mit der Unterlage zu halten. Der rechte Arm befindet sich in einer Diagonale mit dem rechten Bein. Diese Drehdehnlagerung hältst du für die gesamte Übung. ❷

➤ 1-mal 90 Sekunden für jede Seite

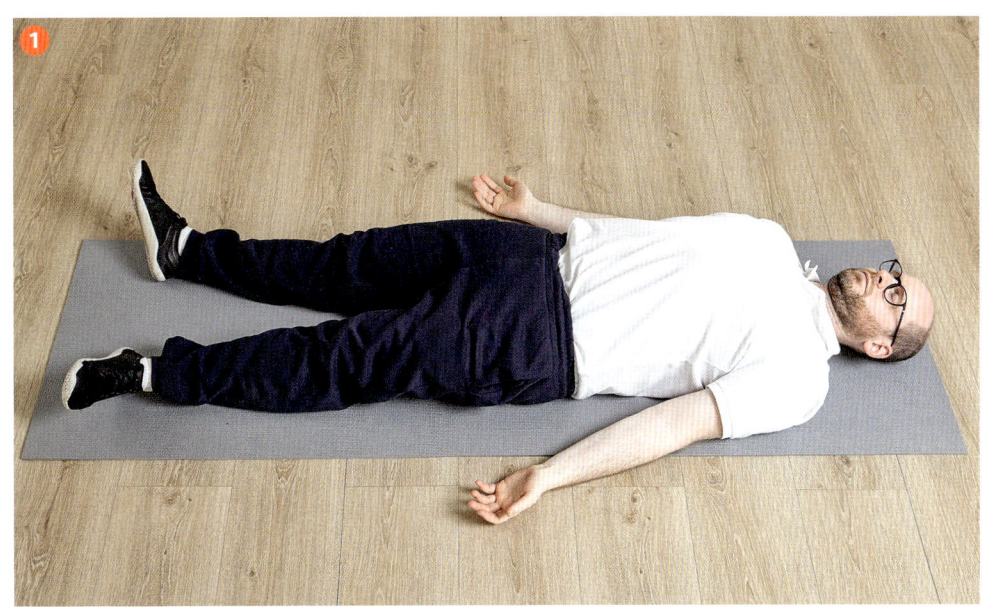

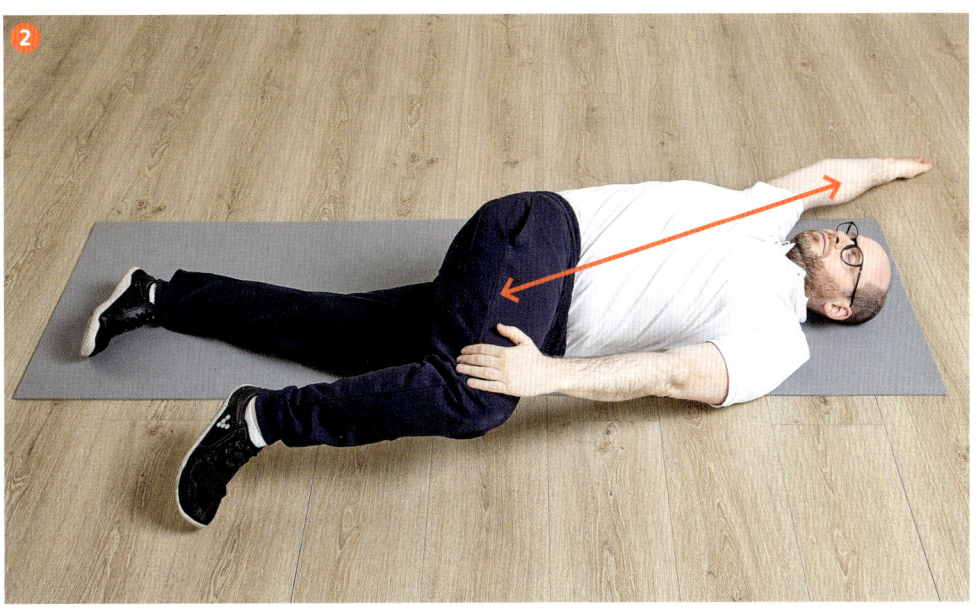

Stufe 2   Du behältst die Drehdehnlagerung bei, bewegst dich allerdings bei der Ausführung langsam im Atemrhythmus mit der Einatmung in die Dehnungsposition hinein und mit der Ausatmung wieder in die Ausgangsstellung zurück. ❸ Achte dabei auf bewusste und tiefe Atemzüge.

❯ 2-mal 10 Wiederholungen für jede Seite

Stufe 3   Wieder behältst du die Drehdehnlagerung bei, schiebst aber nun während der tiefen Einatmung zusätzlich deine rechte Hand und das rechte Knie noch weiter in die Diagonalen hinaus. ❹ Du versuchst also, Hand und Knie so weit wie möglich über die Diagonale auseinanderzubringen. Du streckst dich richtig aus und machst dich lang. Bei der Ausatmung entspannst du dich jeweils wieder.

❯ 2-mal 10 Wiederholungen für jede Seite

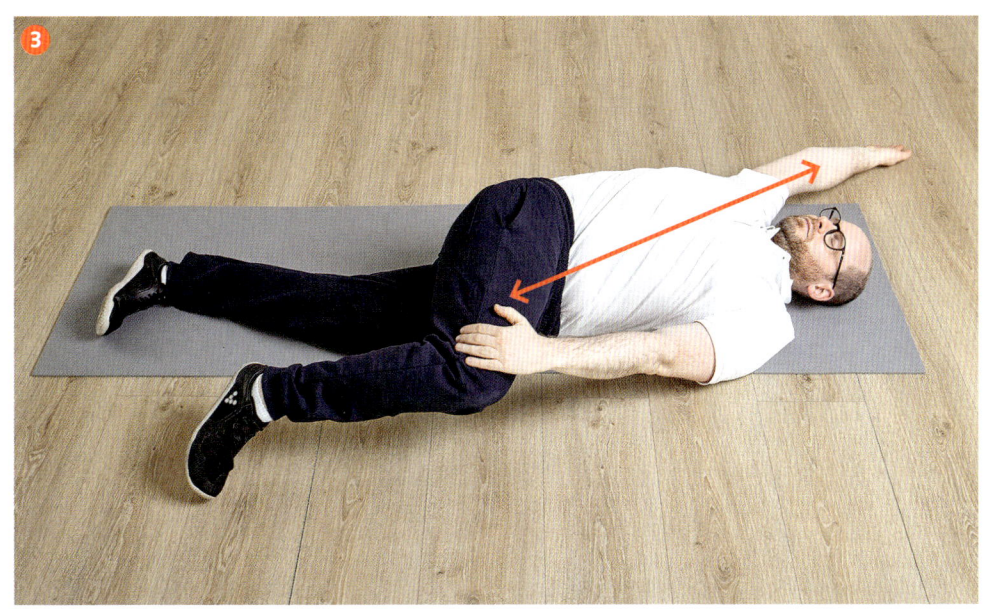

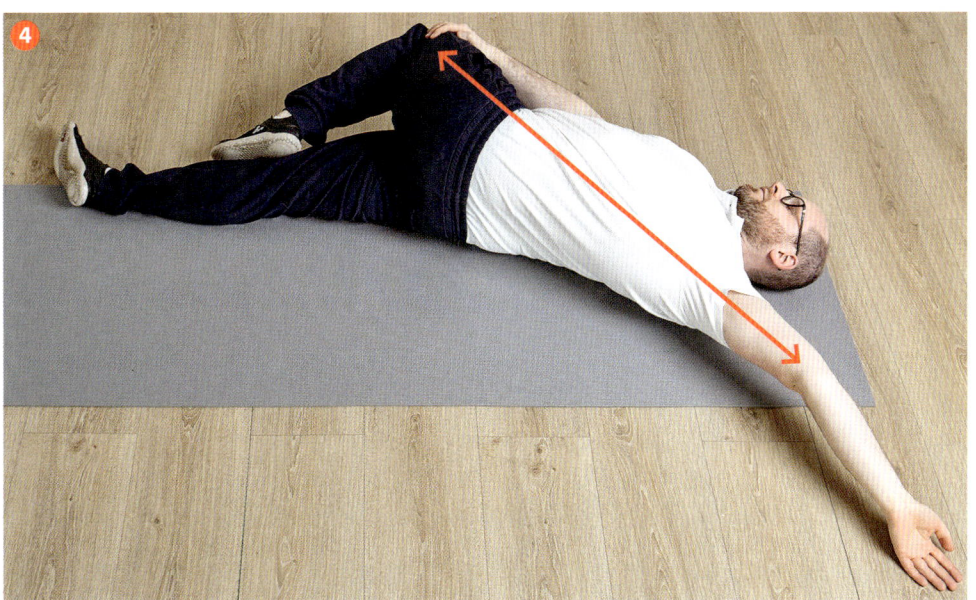

Die Effekte im Detail

Brust- und Bauchmuskulatur

Auch bei dieser Übung kommt es zu einer Dehnung und Entspannung der Brust-, aber auch der Bauchmuskulatur, besonders der schräg verlaufenden Bauchmuskelfasern. Somit verhilfst du deinem Körper zu mehr Aufrichtung, entlastest die Schultergelenke und unterstützt eine optimale Atmung.

In der zweiten Stufe baust du über das Hinein- und Hinausbewegen in die Drehdehnlagerung mit der Atmung eine funktionelle Mobilisierung aller beteiligten Strukturen ein. Das kommt deiner Muskulatur nicht nur über eine Mehrdurchblutung zugute, sondern auch durch mehr Flexibilität über die gesamte Muskellänge. Einfach genial.

Schultergelenke und Schlüsselbeine

Deine Schultern und Schlüsselbeine werden durch diese Übung hervorragend in Bewegung gebracht. Die Übung streckt die Schultern, bringt das Gelenk in eine gesunde Gegenrichtung zur vornübergebeugten Haltung im Sitzen und macht Platz im Schultergürtel. Durch diese Aufrichtung erfahren deine Sehnen und Schleimbeutel unter dem Schulterdach eine Entlastung. Es kommt nicht mehr so schnell zu einer Entzündung oder Reizung in diesem engen Körperabschnitt. Außerdem unterstützen die Aufrichtung und das Zurückziehen der Schultern Halswirbelsäule und Nacken.

Zwerchfell und Atmung

Die Kraft und das Potenzial deiner Atmung sind dir ja mittlerweile schon öfter über den Weg gelaufen. Trotzdem hat diese Übung noch eine spezielle positive Komponente: Sie mobilisiert das Zwerchfell besonders funktionell: Anatomisch betrachtet besitzt dieses nämlich auch Muskelfaseranteile, die einen schrägen bzw.

überkreuzenden Charakter besitzen. Diese Fasern bilden eine Schlinge um den unteren Abschnitt der Speiseröhre, bevor diese in den Mageneingang übergeht.

Der Spannungszustand dieser Muskelfasern bestimmt u. a. auch, wie gut der Weg aus dem Magen aufwärts abgedichtet ist. Denke nur einmal an die Stichworte Sodbrennen und Reflux. Durch die Dehnung über die Diagonale erreichst du einen positiven Einfluss auf diese Zwerchfellfasern.

Brustkorb, Brustwirbelsäule, Rippengelenke

Über die Öffnung deines Brustkorbes in die Diagonalen findet eine Streckung und Aufrichtung des gesamten Oberkörpers statt. Dies hilft der Atmung und mobilisiert die Rippengelenke – einmal hinten im Bereich der Brustwirbelsäule, aber auch auf der Vorderseite in der gelenkigen Verbindung zum Brustbein, dem Knochen in der Mitte deines Brustkorbes. Blockaden im Bereich der Rippengelenke und Brustwirbel lassen sich leichter lösen.

Vegetatives Nervensystem (Sympathikus)

Du solltest auch wissen, dass direkt vor den Rippenwirbelgelenken kleine Nervenknoten des Sympathikus liegen, die du über Öffnung und Mobilisation der Rippen beeinflussen kannst. Da dieser Bereich sehr häufig sehr angespannt und fest ist, kommt es gleichzeitig zu einer Überstimulation des Sympathikus. Durch die Bewegung und Entspannung in dieser Region förderst du indirekt den Parasympathikus, welcher dir wiederum bei der Entspannung und Energiegewinnung behilflich ist.

Lendenwirbelsäule, Becken, Kreuzdarmbeingelenk (Iliosakralgelenk)

Auch die untere Brustwirbelsäule wird hervorragend mobilisiert, die Lendenwirbelsäule und das Kreuzdarmbeingelenk, auch Iliosakralgelenk genannt, kurz ISG. Es bildet eine gelenkige Verbindung zwischen dem Kreuzbein (Os sacrum) und den Beckenschaufeln bzw. dem Darmbein (Os ilium). Die beiden Kreuzdarmbeingelenke auf der linken Seite und der rechten Seite haben über stabilisierende Bänder Kontakt zum vierten und fünften Lendenwirbel. Daher sind sie oft Auslöser für Rückenschmerzen – ob einfache Verspannung oder auch der berüchtigte Hexenschuss.

Mit dem Überschlagen des Beines bei der Drehdehnlagerung bringst du nicht nur die Lendenwirbelsäule, Becken und ISG in Bewegung, sondern auch die Bänder, die diese Gelenke stabilisieren und beeinflussen. So ist es möglich, dass sich eine Blockade in diesem Bereich oder ein Beckenschiefstand einfach von selbst lösen können.

Gesäßmuskulatur (z. B. Piriformismuskel)
Durch die Drehdehnlagerung wird vor allem der Piriformismuskel in der Tiefe unter dem großen Gesäßmuskel in Dehnung gebracht. Der Piriformis verbindet das Kreuzbein mit dem Oberschenkel und ist mitverantwortlich für die Stabilität des Beckens im Stehen und Gehen.

Ein sehr großer Nerv, der Ischias, nimmt seinen Verlauf eng an diesem Muskel entlang oder sogar durch ihn hindurch. Ist der Piriformis nun sehr verspannt, kann er den Ischiasnerven quetschen oder reizen. Das ist der entscheidende Grund, warum du diesen Muskel flexibel, entspannt und dehnbar halten solltest. Eine Irritation des Ischias in diesem Bereich ist sehr häufiger Grund für Beschwerden, die den Symptomen eines Bandscheibenvorfalls sehr ähneln: z. B. Rückenschmerzen, ausstrahlende Beschwerden ins Bein, Taubheit oder Kribbeln.

Aufrechte Körperhaltung
Die gesamte Übung hilft, die Körperstrukturen anzusprechen, die für die Aufrichtung und eine gesunde Körperhaltung wichtig sind.

Solarplexus und Verdauung

Über die Dehnung über die Diagonale kommt es auch zu einem entspannenden Einfluss auf den Solarplexus. Hinzu kommt die Komponente der schon beschriebenen Atmung und verbesserten Funktion der Bauchorgane. Eine Wohltat auch für deinen Verdauungstrakt.

Übung 6

In Kürze: Darauf hat diese Übung Einfluss

• Brustkorb, Brustwirbelsäule, Rippengelenke, Schultern

• Vegetatives Nervensystem (Sympathikus)

• Zwerchfell und Atmung

• Hüftbeugemuskel (Psoas)

• Hüftgelenk, Kreuzdarmbeingelenk (Iliosakralgelenk)

• Nieren

Ausgangsposition

Du beginnst diese Übung im Stehen auf einer Matte oder dem Teppich.

Ausführung

Stufe 1   Nun machst du mit rechts einen Schritt nach vorne und bringst das linke Knie zum Boden (Prinzenstand). ❶ Achte darauf, dass dein linker Oberschenkel möglichst senkrecht zur Matte steht. Der rechte Oberschenkel ist horizontal zur Unterlage ausgerichtet, und dein rechter Fuß steht etwas vor dem rechten Knie. Du hältst dabei den Oberkörper aufrecht, führst also das Brustbein bewusst und aktiv nach vorne oben.

Als Nächstes schiebst du dein Becken so weit nach vorne, bis du ein Dehnungsgefühl in der rechten Leistengegend spürst. ❷ Du dehnst jetzt den rechten Hüftbeugemuskel. Achte dabei darauf, das Becken möglichst gerade zu halten und nicht zu einer Seite abzuweichen. Dabei können die Hände helfen, wenn du sie beispielsweise locker in der Taille platzierst.

❯ 90 Sekunden für jede Seite

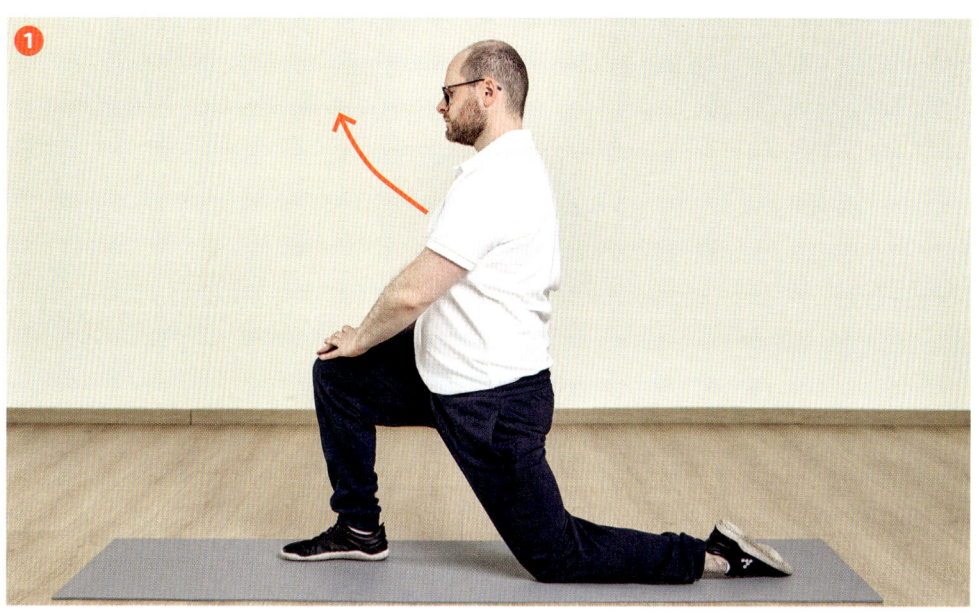

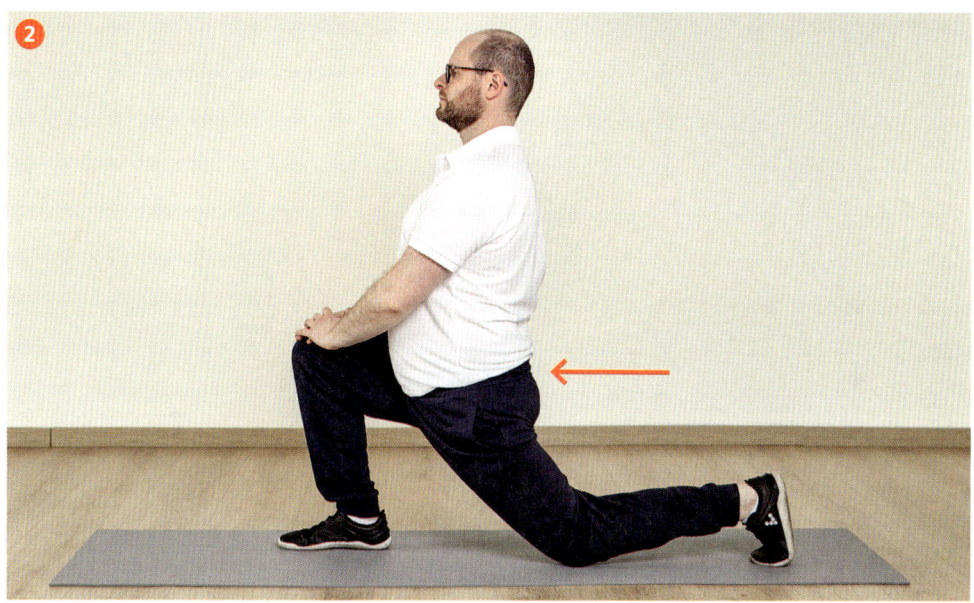

Stufe 2   Du gehst wieder in die Dehnposition von Stufe 1, erweiterst die Übung allerdings durch folgende Komponente: Du streckst den Arm auf der Dehnungsseite nach oben in Richtung Decke und lehnst deinen Rumpf gleichzeitig nach hinten. ❸ So dehnst du den oberen Anteil des Hüftbeugemuskels und solltest ein Gefühl der Dehnung in der Tiefe deines Bauches wahrnehmen.

❯ 90 Sekunden für jede Seite

Stufe 3   In der finalen Stufe dieser Übung ergänzt du die Dehnposition der Stufe 2 mit einer Seitneigung und Drehung deines Oberkörpers. Dehnst du beispielsweise deine rechte Seite, neigst du dich mit dem Rumpf in kleinen Nuancen nach links, und drehst dich dann leicht nach hinten rechts. ❹ So erreichst du noch einmal spezifischer und effektiver den exakten Verlauf der Muskelfasern des Hüftbeugemuskels. Das erhöht die Wirksamkeit der Dehnung und Entspannung dieses Muskels.

❯ 90 Sekunden für jede Seite

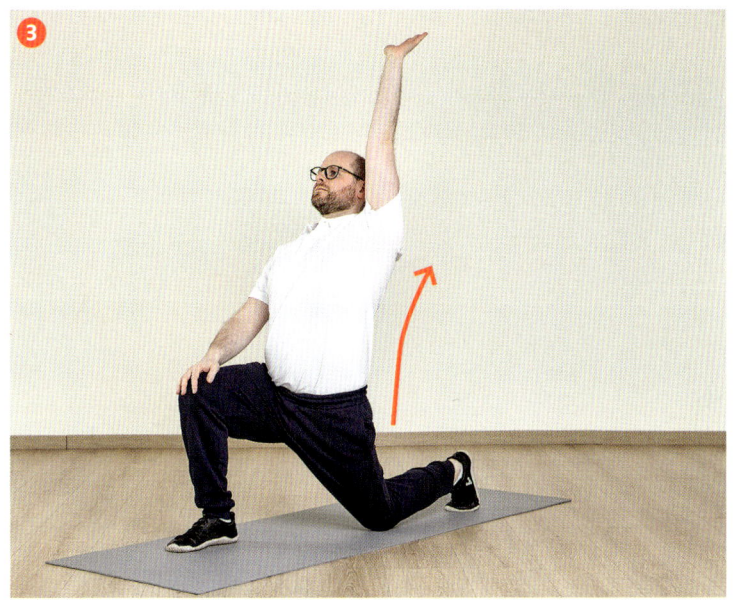

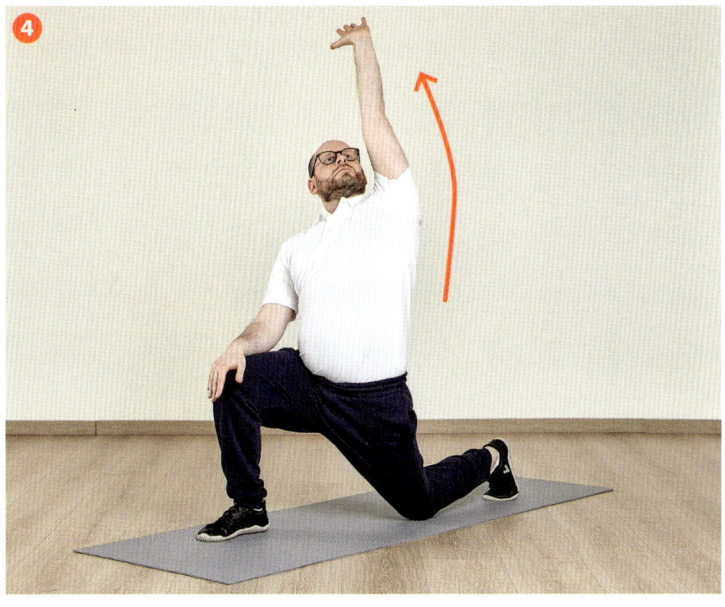

Die Effekte im Detail

Brustkorb, Brustwirbelsäule, Rippengelenke, Schultern

Über die Dehnposition an sich erreichst du bereits eine Aufrichtung des Oberkörpers. Insbesondere ab der zweiten Stufe kommt die aktive Streckung der Wirbelsäule hinzu, was den für dich jetzt schon bekannten Effekt der Mobilisation der Rippengelenke und Schultern hat. Außerdem förderst du eine bessere Öffnung des gesamten Brustkorbes.

Vegetatives Nervensystem (Sympathikus)

Auch bei dieser Übung hat die Öffnung des Brustkorbes samt Dehnung der Rippengelenke eine hemmende Wirkung auf den sympathischen Grenzstrang im Bereich der Rippenwirbelgelenke. Es kommt also zu einer Beruhigung dieses häufig überaktiven Anteils des vegetativen Nervensystems.

Zwerchfell und Atmung

Da der Hüftbeugemuskel mit dem Zwerchfell verbunden ist, dehnen sich bei dieser Übung mit Öffnung des Brustkorbes sowie durch das gleichzeitige Strecken der Arme die Muskelfasern des Zwerchfells sehr effektiv. Über die Aufrichtung des Rumpfes und die Aufdehnung des Zwerchfells bewirkst du positive Effekte auf deine Atmung, während der Bereich der unteren Wirbelsäule eine mögliche Entlastung erfährt.

Hüftbeugemuskel (Psoas)

Dein Hüftbeugemuskel ist ein wahrhaftiger Alleskönner, denn er verbindet nicht nur die obere Körperhälfte mit der unteren und beugt die Hüften. Er ist durch seinen Kontakt zur Brust- und Lendenwirbelsäule auch an der Bewegung des Rumpfes beteiligt, ebenso an der Atmung, der Durchblutung und der Funktion der inneren Organe. Er zieht bis zum inneren Oberschenkel und hat so Bezug zur gesamten Lenden-, Becken- und Hüftregion. Umso wichtiger ist seine Dehnung.

Häufig entstehen im Bereich seines Sehnenansatzes in der Leistengegend Schmerzen. Einmal durch Reizung des Sehnenansatzes selber oder ausgelöst durch bestimmte Nerven, die rechts und links der Wirbelsäule entspringen und ihren Weg entlang des Hüftbeugers in Richtung Oberschenkel nehmen.

Hüftgelenk, Kreuzdarmbeingelenk (Iliosakralgelenk)

Langes monotones Sitzen kann den Psoas verspannen und bei fehlendem Ausgleich immer mehr verkürzen. Dadurch wird die Lendenwirbelsäule ungünstig belastet und die Beweglichkeit im Bereich der Lendenwirbelsäule, des Kreuzdarmbeingelenks und der Hüftgelenke eingeschränkt. Verkürzt der Psoas oder ist stark verspannt, ist es etwa so, als wenn jemand mit einem Tau stark an deiner Wirbelsäule zieht. Als Folge kannst du die Hüften nicht mehr endgradig nach hinten strecken.

Sowohl Kreuzdarmbeingelenk als auch Lendenwirbelsäule werden mechanisch gestresst, was wiederum tiefsitzende Rückenschmerzen verursachen kann. Deswegen ist es beim Üben auch so wichtig, dass du das Dehngefühl in der Unterbauch- und Leistenregion, und nicht ausschließlich im Oberschenkel oder in der Leiste wahrnehmen kannst. Regelmäßiges Üben wird deine Leistenschmerzen oder Schmerzen im Hüftbereich lindern.

Nieren

Ebenfalls sehr bedeutsam ist der Effekt auf deine Nieren, denn diese gleiten bei der Ein- und Ausatmung auf dem Hüftbeugemuskel auf und ab. Ist der Psoas aber verspannt und verhärtet, kann er funktionell diese Bewegung der Nieren stören und begrenzen. Dieser verminderte Bewegungsspielraum kann über längere Zeit zu einer Verschlechterung der Durchblutung und Funktion führen.

Übung 7

In Kürze: Darauf hat diese Übung Einfluss

• Zwerchfell und Atmung
• Brustkorb und aufrechte Haltung
• Hüftbeugemuskel (Psoas) und Rückenmuskulatur
• Lendenwirbelsäule
• Becken und Kreuzdarmbeingelenk (Iliosakralgelenk)
• Nieren

Ausgangsposition

Achte bei dieser Übung darauf, dass wir hier nur zwei Stufen in der Ausführung haben, nicht drei. Du liegst auf dem Rücken. Am komfortabelsten ist es wieder auf einer Matte oder auf dem Teppich.

Ausführung

Stufe 1   Stelle beide Beine nacheinander auf. Jetzt platzierst du deine Fäuste auf beiden Seiten im weichen muskulären Dreieck zwischen unterem Rippenbogen, Beckenkamm und der Lendenwirbelsäule. ❶ Du solltest dabei keinen Knochenkontakt verspüren, sondern wirklich rechts und links seitlich der Wirbelsäule sein – dies ist auch in etwa das Areal, in dem deine Nieren liegen. Die Fäuste liegen so, dass die Handinnenflächen zur Matte zeigen.

Nun lässt du mit der langsamen und tiefen Einatmung die Knie der angestellten Beine kontrolliert zur linken Seite fallen. ❷ Du nimmst wahr, dass sich der Druck auf deine linke Faust erhöht: einmal durch das vermehrte Gewicht der zur Seite fallenden Beine, aber auch durch die Kontraktion des Zwerchfells unter deiner Faust. Mit der Ausatmung bringst du die Knie langsam wieder in die Mittelposition.

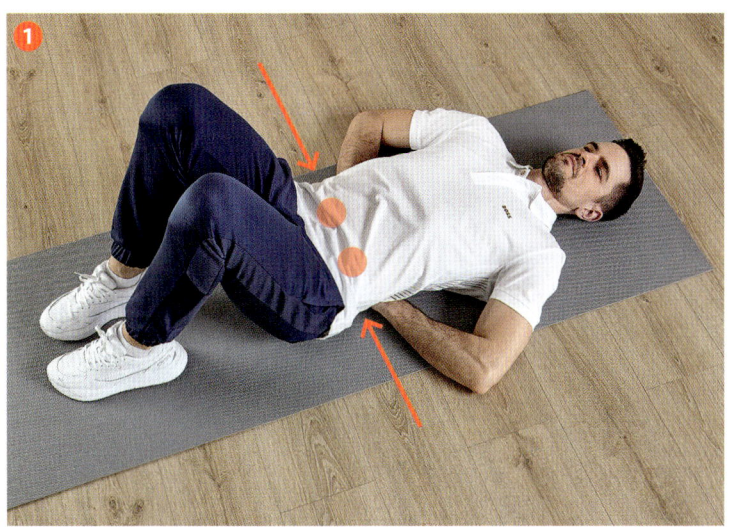

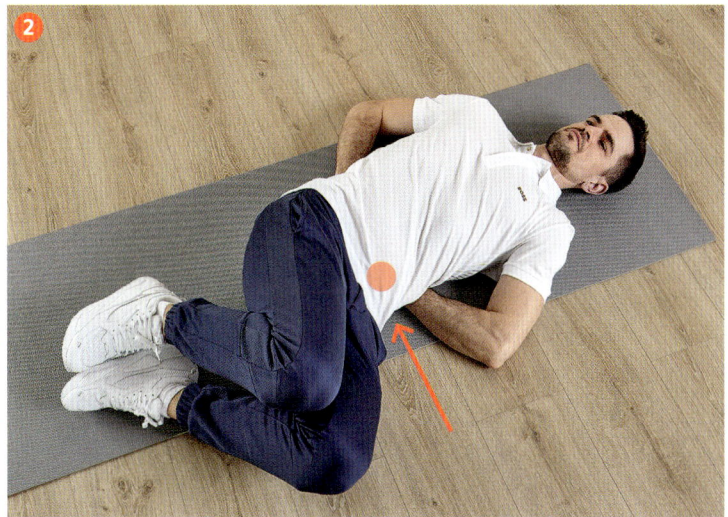

Mit der nächsten Einatmung lässt du nun die Knie zur rechten Seite fallen. ❸ Hier wirst du bemerken, dass es wiederum zu einer Zunahme des Druckes auf deine rechte Faust kommt. Mit der Ausatmung führst du deine Knie wieder zur Mitte zurück.

❯ 15-mal für jede Seite wiederholen

Stufe 2   Du übst wie schon in der ersten Stufe, doch dieses Mal ändert sich deine Handanlage: Du platzierst deine Finger unter beide Seiten des Rippenbogens. Durch den Druck deiner Finger in die Tiefe, hast du wieder Einfluss auf die Muskelfasern des Zwerchfells. Im Atemrhythmus lässt du nun die Beine zunächst nach links fallen ❹ und bringst sie während der Ausatmung in die Mittelposition zurück, um die Beine bei der nächsten Einatmung zur rechten ❺ Seite fallen zu lassen.

❯ 15-mal für jede Seite wiederholen

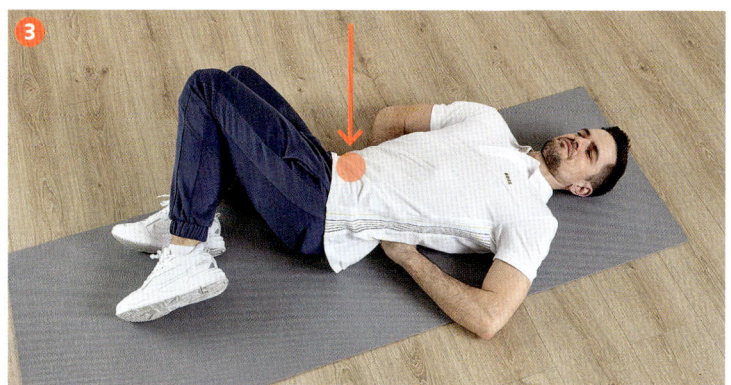

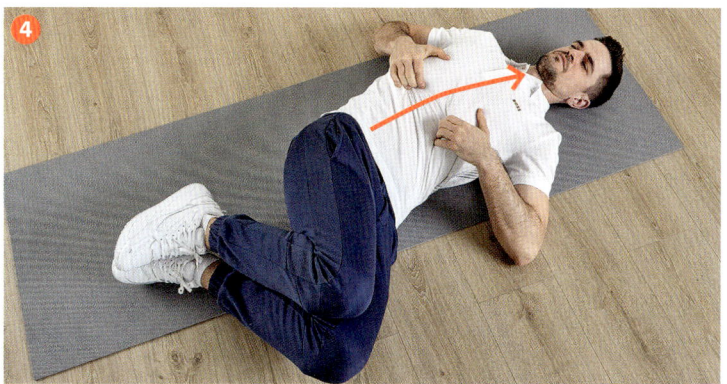

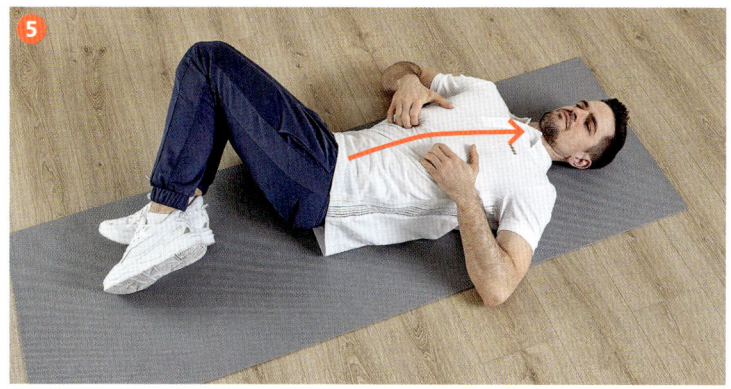

Die Effekte im Detail

Zwerchfell und Atmung

Insbesondere in der zweiten Übungsstufe erzeugst du über deine Hände einen direkten Impuls auf das Zwerchfell und die Atemtiefe. Deine Finger üben einen dosierten Druck in die Tiefe aus, wodurch die Muskelfasern des Zwerchfells entspannt, die Durchblutung und Mobilität verbessert werden können.

Durch das seitliche Fallen der Beine hast du einen zusätzlichen Dehnfaktor für die unterschiedlichen Verläufe der Muskelfasern der Zwerchfellkuppeln. In der ersten Stufe zielt diese Übung vermehrt auf die Zwerchfellpfeiler ab, die sich auf der Vorderseite der Wirbelkörper im unteren Rücken befinden.

Brustkorb und aufrechte Haltung

Insgesamt erreichst du dein Zwerchfell wirklich dreidimensional und auf vielen Ebenen, optimierst so deine Atmung, öffnest den Brustkorb und richtest deinen gesamten Körper auf.

Hüftbeugemuskel (Psoas) und Rückenmuskulatur

Der Psoas, der Rückenstrecker und der große Lendenmuskel werden durch diese Übung entspannt und gedehnt. Hinzu kommt eine funktionelle Kräftigung der Rumpfmuskulatur über das Zurückholen der Beine.

Lendenwirbelsäule

Die umliegende, auf die Lendenwirbelsäule Einfluss nehmende Muskulatur wird entspannt. Dadurch erreichst du eine größere Mobilität deiner Lendenwirbelsäule. Hinzu kommt die Mobilisation durch deine Fäuste und das Herabfallen der Knie. Du förderst damit die Rotationsbewegung jedes einzelnen Lendenwirbels, was bei Schmerzen und Blockaden im unteren Rücken sehr hilfreich sein kann.

Becken und Kreuzdarmbeingelenk (Iliosakralgelenk)

Indem du deine Beine zur Seite bewegst, hast du eine perfekte Bewegungsförderung auch für dein Becken. Besonders stark profitiert das dir schon gut bekannte Kreuzdarmbeingelenk: Die stabilisierenden Bänder werden sanft gedehnt. Durch die Entspannung des Psoas wird in diesem Bereich auch eine mögliche Hemmung durch eine zu hohe Muskelspannung reduziert. Zudem kommt es zu einer sanften Mobilisierung der Gelenkflächen des ISG. Dies wiederum kann, wie schon im Bereich der Lendenwirbelsäule, Schmerzen reduzieren oder Gelenkblockaden lösen.

Nieren

Über deine Fäuste, die vertiefte Atmung und Mobilisation der Lendenwirbelsäule und des Zwerchfells hast du einen positiven Einfluss auf die Nieren und verbesserst ihre Beweglichkeit und Durchblutung. Durch diese Förderung des Bewegungsspielraums kann deine Nierenfunktion und auch die Hormonregulation gefördert werden.

Übung 8

In Kürze: Darauf hat diese Übung Einfluss

- Solarplexus und vegetatives Nervensystem
- Zwerchfell und Atmung
- Inneres Gleichgewicht
- Mindset und seelisches Wohlbefinden

Ausgangsposition

Nun begibst du dich in eine entspannte Sitzposition, beispielsweise in den Schneidersitz. ❶ Du kannst auch einen Stuhl zur Hilfe nehmen oder die Rückenlage wählen. Hauptsache, die Position ist bequem und entspannend für dich.

Ausführung

Stufe 1   Lege deine beiden Handflächen locker auf den Bereich des Solarplexus, also in das umgekehrte V mittig unter dem Rippenbogen. Alternativ gehst du eine Handbreit von deinem Bauchnabel mit den Handflächen kopfwärts. ❷ Spüre jetzt bewusst die Bewegungen, die durch deine Atmung entstehen und versuche, die Atmung in den Bereich deiner Handflächen zu lenken, sodass der Solarplexus von deinem Atem durchflutet wird.

❯ 3 bis 5 Minuten

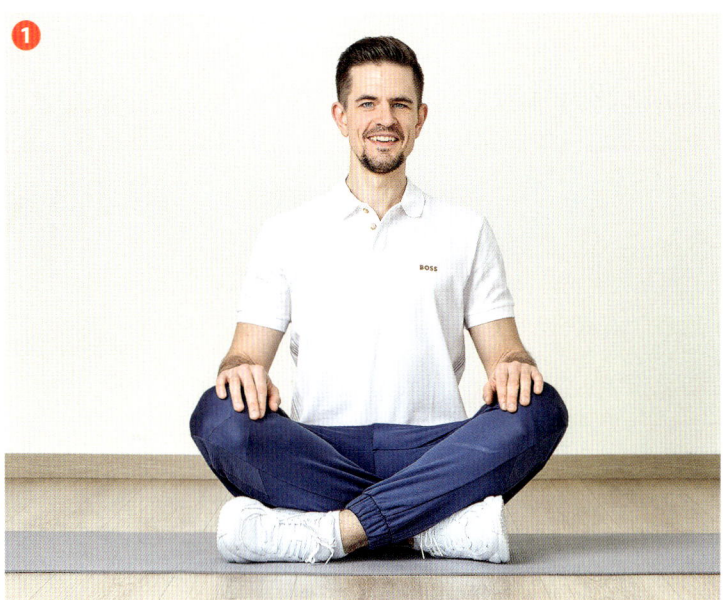

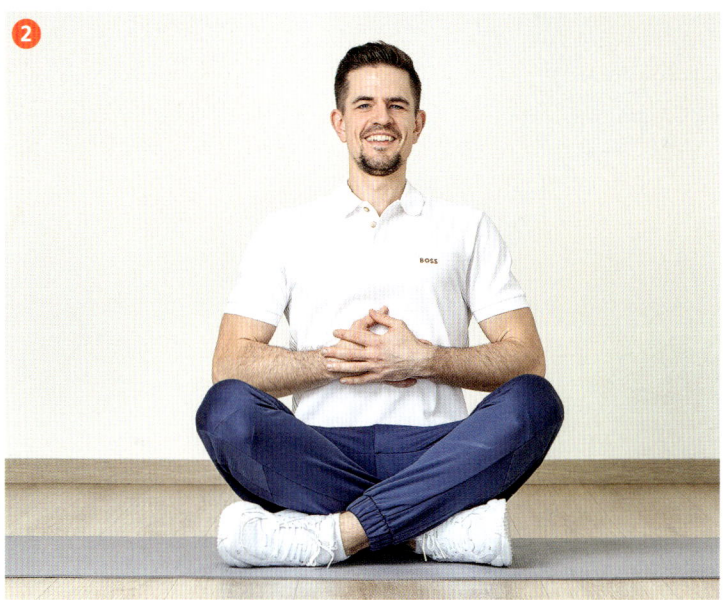

Stufe 2   Als Erweiterung dieser Übung stellst du dir vor, wie im Bereich des Solarplexus eine Sonne stark in deinem Inneren strahlt und ein angenehmes Gefühl von Wärme unter den Händen erzeugt. ❸

❯ 3 bis 5 Minuten

Stufe 3   Um noch mehr positive Wirkungen aus dieser Übung zu ziehen, kannst du dir jetzt einen Moment Zeit nehmen und dir – während du in der ersten oder zweiten Stufe übst – bewusst Dinge, Menschen und Erfahrung ins Bewusstsein rufen, für die du aus tiefstem Herzen dankbar bist. ❹

❯ 3 bis 5 Minuten

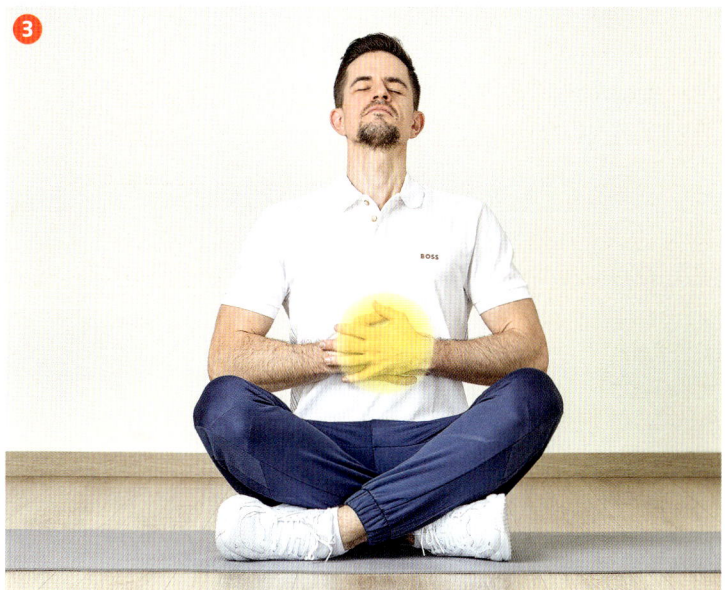

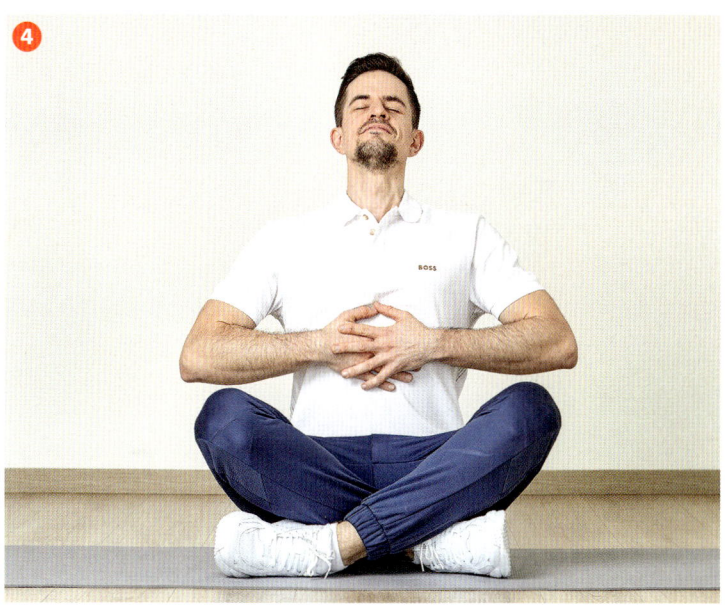

Die Effekte im Detail

Solarplexus und vegetatives Nervensystem

Das Sonnengeflecht, der Solarplexus, wird bei dieser Übung stimuliert, Sympathikus und Parasympathikus werden harmonisiert. So erreichst du eine verbesserte Durchblutung und Nervenansteuerung der Bauchorgane. Über Beeinflussung des Solarplexus sollen der Sympathikus gedämpft und der Parasympathikus gefördert werden, Kommt es auf diese Weise zu einem Ausgleich des vegetativen Nervensystems, gehören Entspannung, Entschleunigung, Erholung und auch eine bessere Verdauung zu den wohltuenden Folgen.

Zwerchfell und Atmung

Da der Solarplexus direkt unterhalb des Zwerchfells positioniert ist, spielt dessen Bewegung eine essenzielle Rolle für die gesunde Funktion des Sonnengeflechtes. Über die Kontraktionen des Zwerchfells und eine bewusste Atemlenkung werden sowohl die Kraft und Energie aus dem Muskel als auch dein Atem genutzt, um den Solarplexus zu stimulieren.

Inneres Gleichgewicht

Mit dieser Übung verstärkst du aber nicht nur deine Atmung, sondern über deine Vorstellungskraft nimmst du auch Einfluss auf die Durchblutung und Energie des Solarplexus. Du öffnest dieses Nervengeflecht für positive Emotionen und wechselst den mentalen Fokus, weg von Krankheit und hin zu Gesundheit. Diese Übung stellt somit eine wunderbar spürbare Verbindung zwischen Körper und Geist her und bringt diese ganzheitlich in Einklang.

Mindset und seelisches Wohlbefinden

Zusätzlich fördert die dritte Stufe über die Bewusstmachung, wie erfüllt dein Leben eigentlich doch ist, deinen Entwicklungsprozess. Du kommst weg von Mangeldenken und hin zu positiven Gedankenmustern. Nicht umsonst stellt der Solarplexus neben seiner organischen Funktion, z. B. im Yoga, auch deine Körpermitte dar – und damit den Schlüssel für deine Persönlichkeitsstruktur.

Die Förderung eines gesunden Mindset und das Gefühl von tiefer Dankbarkeit darüber, was du in deinem Leben besitzen oder erfahren darfst, stärkt dein seelisches Wohlbefinden und verändert die gesamte Stimmung und Energie in dir und im Raum um dich herum. Dankbarkeit stellt eine äußerst starke positive Emotion und Energie dar, welche viele Türen für Gesundheit und Heilung öffnen kann.

Übung 9

In Kürze: Darauf hat diese Übung Einfluss
- Schulter- und Ellenbogengelenke
- Hand- und Fingergelenke
- Bizepsmuskel
- Unterarmmuskulatur

Ausgangsposition

Stelle dich aufrecht hin. **❶** Alternativ kannst du diese Übung auch im aufrechten Sitz oder im Stehen mit einem Ausfallschritt durchführen.

Ausführung

Stufe 1   Bei dieser Übung werden wir den Bizepsmuskel dehnen. Du kannst abwechselnd für jede Seite oder beide Seiten gleichzeitig üben. Wir erklären hier die einseitige Ausführung, die sich natürlich eins zu eins auf die andere Seite und das beidseitige Üben übertragen lässt. Achte in jedem Fall darauf, dass der Oberkörper aufrecht ist.

Strecke nun den rechten Arm lang und in einem 90-Grad-Winkel zum Boden zur rechten Körperseite aus. Der Daumen zeigt dabei in Richtung Raumdecke. **❷** Als Nächstes drehst du den Daumen bodenwärts, sodass eine Dehnung in deinem Oberarm bzw. Bizepsmuskel spürbar wird. **❸**

❯ 90 Sekunden für jede Seite

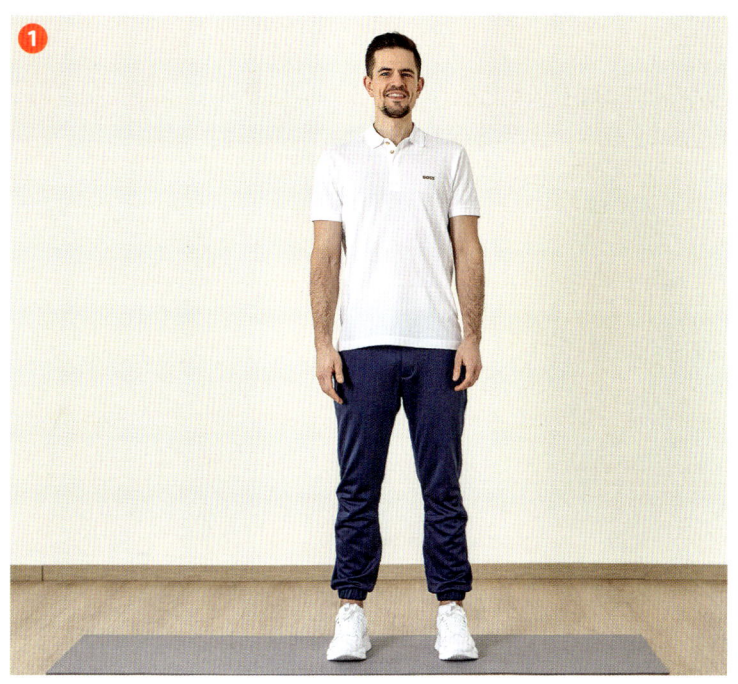

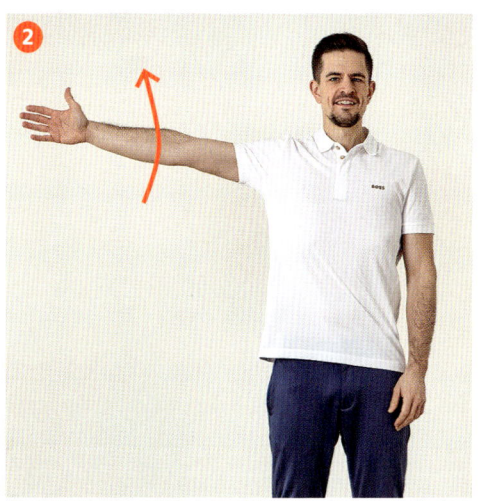

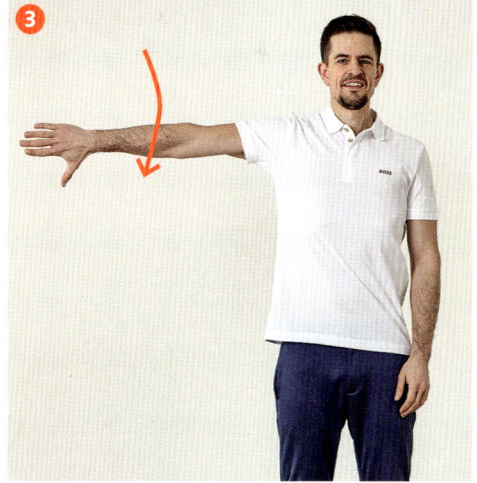

Stufe 2   Hier liegt der Fokus auf den Muskeln der Unterarme, du dehnst also einmal deren Ober- und einmal die Unterseite. Auf der Oberseite befinden sich Muskeln, die dein Handgelenk strecken, auf der Unterseite findet sich entsprechend die Beugemuskulatur.

Strecke den rechten Arm lang nach vorne aus, sodass er wieder horizontal zum Boden ausgerichtet ist. Für die Dehnung der Oberseite zeigt dein Handrücken in Richtung Raumdecke. Führe nun mit ausgestrecktem Arm deine Finger bodenwärts, hierbei entsteht eine Dehnung der Unterarmmuskulatur auf der Oberseite. **4** Du kannst die Dehnung noch weiter verstärken, indem du mit der anderen Hand den Handrücken und die Finger der rechten Hand weiter zu dir hin drückst. **5**

❯ 90 Sekunden für jede Seite

Stufe 3   Für die Dehnung der Muskeln auf der Beugeseite des Unterarmes drehst du bei nach vorne gestrecktem Arm (wieder im 90-Grad-Winkel zum Boden) deine Hand so, dass nun die Handinnenfläche von dir weg nach vorne ausgerichtet ist. Die Finger zeigen wiederum bodenwärts, die Unterseite des Unterarmes in Richtung Decke. Allgemein entsteht hier häufig schon allein durch diese Position das erwünschte Dehnungsgefühl.

Du kannst bei dieser Dehnungsübung ebenfalls wieder die andere Hand zur Hilfe nehmen, und über einen Druck auf die Finger der rechten Hand – von vorne nach hinten zum Körper hin – die Dehnung verstärken. Halte die Dehnung, bevor du anschließend die Armseite wechselst.

❯ 90 Sekunden für jede Seite

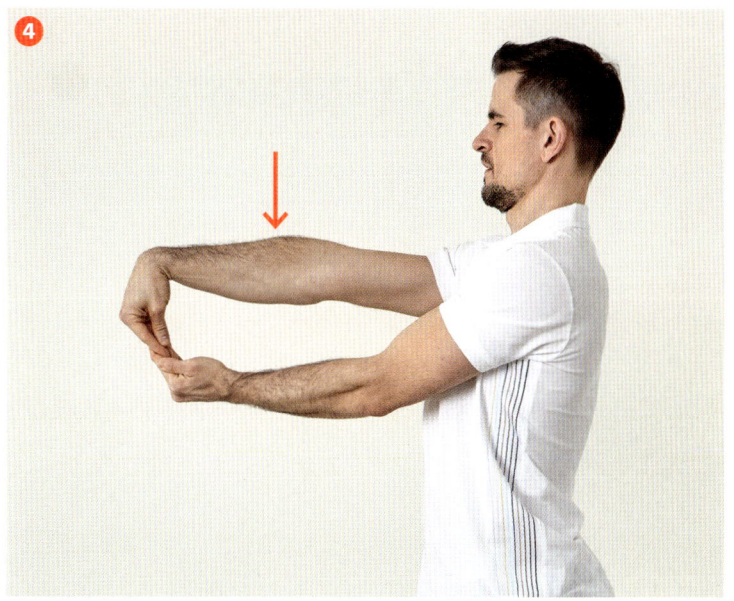

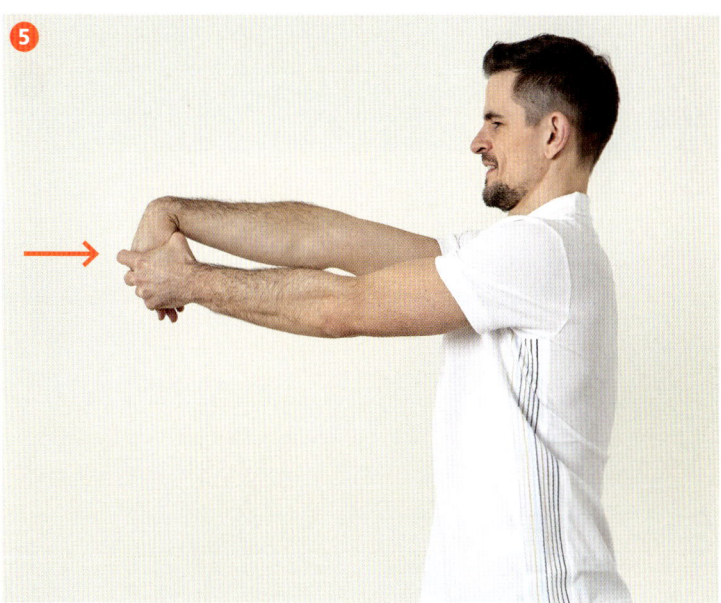

Die Effekte im Detail

Schulter- und Ellenbogengelenke

Dadurch, dass der Bizepsmuskel aus dem Bereich des Schultergelenkes entspringt, kann dieser auch verantwortlich für Schulterbeschwerden sein, z. B. Verspannungen, Reizungen oder Entzündungen. Eine Entspannung des Muskels kann demnach zur Entlastung der Schultergelenke beitragen. Auch die Sehnenansätze im Bereich des Ellenbogengelenkes werden entlastet. Hier darf und muss das Stichwort Tennisellenbogen fallen. Denn häufig ist dieses Phänomen auf eine starke Verspannung der Streckermuskulatur des Unterarmes zurückzuführen.

Du kannst die schmerzhaft verspannte Stelle in der Regel ziemlich präzise über Druck durch deine Finger auffinden. Außerdem ist dann noch in den meisten Fällen der knöcherne Ursprung für die Muskeln an der Außenseite deines Ellenbogengelenkes entzündet und gereizt. Erklärbar werden diese schmerzhaften Reizzustände sehr gut, wenn du beispielsweise an die Nutzung einer PC-Maus denkst.

Hand- und Fingergelenke

Leg doch einmal zur Veranschaulichung die Finger deiner linken Hand auf die Oberseite des rechten Unterarms, ein wenig mehr in Richtung Ellenbogen hin. Nun bewegst du die Finger deiner rechten Hand so, als ob du Klaviertasten spielen würdest. Korrekt ausgeführt bemerkst du, wie die Muskeln im Unterarm anspannen und entspannen. Das bedeutet, dass die Muskeln für die Bewegungen deiner Finger eigentlich im Unterarm zu Hause sind.

Die Bewegung der Finger wird über sehr lange Sehnen möglich. Und damit diese Sehnen bei den vielen Bewegungen der Finger nicht ständig entzündet sind, hat dein schlauer Körper die sogenannten Sehnenscheiden erfunden, um zu viel Reibung und Reizung zu verhindern. Die Natur konnte ja nicht ahnen, dass wir Menschen unzählige Stunden eine PC-Maus oder Tastatur bedienen würden.

Schlussfolgernd können wir festhalten, dass du über die Dehnung und Entspannung der Unterarmmuskeln auch immer einen Einfluss auf die Beweglichkeit und Funktion deiner Finger hast.

Bizepsmuskel
Da der Bizepsmuskel durch Überbeanspruchung ebenfalls häufig verspannt ist, ist es wichtig, diesen zu dehnen und zu entspannen. Er bildet im Grunde die Brücke zwischen dem Schulterbereich und dem Unterarm, von seiner Funktion her ist er zuständig für die Beugung im Ellenbogengelenk.

Bei Verspannungen dieses Muskels entstehen regelmäßig Schmerzen und Reizungen im Bereich der Schulter. Durch die neunte Übung der Body-Mind-Methode kannst du Verspannungen im Bizepsmuskel lösen und über diesen Wirkmechanismus auch die Schultern entlasten.

Unterarmmuskulatur
Selbsterklärend hast du über die Dehnung der Unterarmmuskeln auch entspannenden Einfluss auf die Unterarmmuskulatur als solches. Verspannungen in diesem Bereich können sich wohltuend lösen.

Übung 10

In Kürze: Darauf hat diese Übung Einfluss

- Mindset, Selbstliebe, Selbstwert, Selbstvertrauen, Urvertrauen
- Aufrichtung (innerlich wie körperlich)
- Transformation von negativen in positive Glaubenssätze

Ausgangsposition

Am besten ist die Ausgangsstellung im Stehen vor deinem Spiegel im Badezimmer. So etablierst du eine tägliche Routine für unsere mentale Superübung, z. B. morgens und abends.

Ausführung

Stufe 1   Schaue dir bitte selbst tief in die Augen und lächele dein Spiegelbild an. ❶ Die Fragestellung zur Selbstreflektion: Was macht es mit dir, wenn du dir selbst ein Lächeln schenkst?

❯ 1 bis 2 Minuten

Stufe 2   Du behältst das Anlächeln von dir selbst im Spiegel bei. Hinzu kommen jetzt selbst ausgewählte Affirmationen, die du laut aufsagen kannst. ❷ Sprich dir selbst ins Gesicht. Du kannst dazu einige Affirmationen aus unseren Vorschlägen auswählen, auf die Affirmationen der Chakraübung (siehe Seite 114) zurückgreifen oder auch eigene Affirmationen formulieren. Schreibe sie auf Post its und klebe sie an deinen Spiegel. So hast du sie immer im Blick, vergisst sie nicht und schließlich gehen dir deine Affirmationen in Fleisch und Blut über.

Versuche, jede Affirmation, die du zu dir selbst sagst, auch tief in dir zu verankern und einhundertprozentig hinter dem Gesagten zu stehen. Es geht hier wieder um die entscheidende Transformation hin zu positiven Gedanken und deiner Allgemeingesundheit.

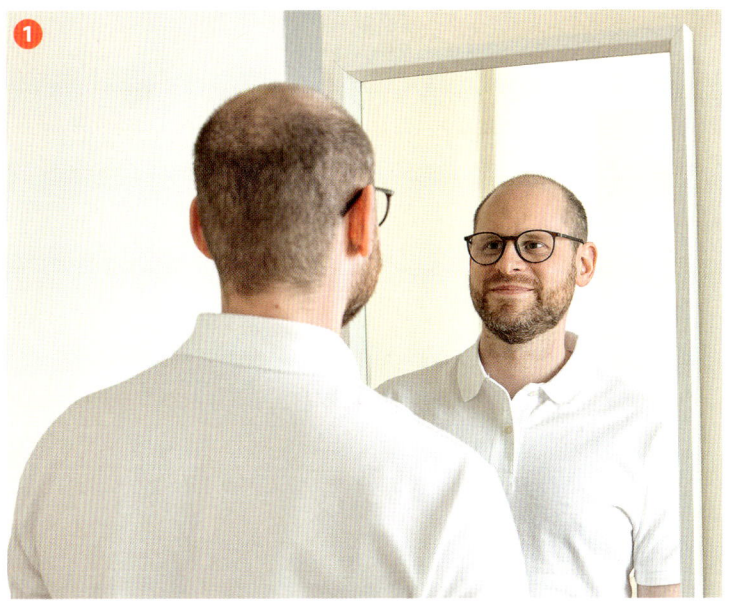

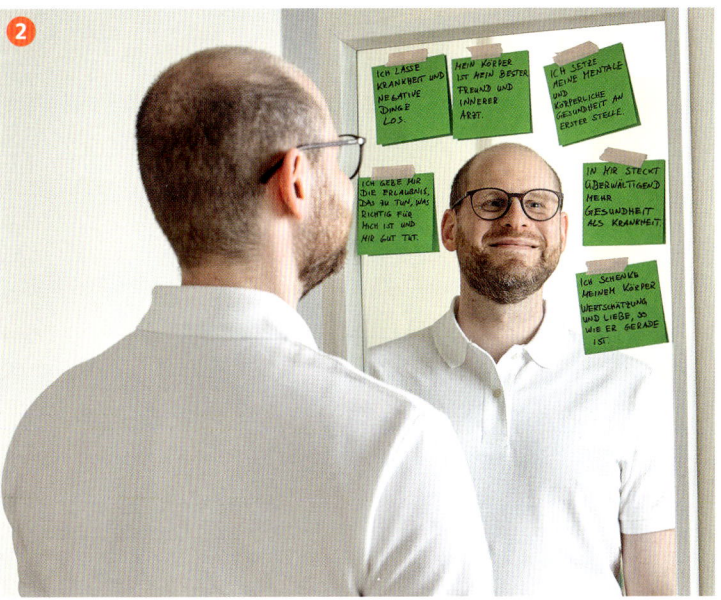

Vorschläge für individuelle Affirmationen

- Ich setze meine mentale und körperliche Gesundheit an erste Stelle.
- Ich lasse Krankheit und negative Dinge los.
- Ich gebe mir die Erlaubnis, das zu tun, was richtig für mich ist und mir guttut.
- Mein Körper ist mein bester Freund und innerer Arzt.
- Ich lasse alte Verletzungen los und erlaube meinem Herzen, zu heilen.
- Ich stehe ehrlich und offen zu meinen Werten und Gefühlen.
- Ich schenke meinem Körper Wertschätzung und Liebe, so wie er gerade ist.
- In mir steckt überwältigend mehr Gesundheit als Krankheit.

❯ **2 bis 5 Minuten**

Stufe 3   Im Anschluss an die ersten beiden Stufen kommt noch eine besondere Haltung. Diese nimmst du ein, indem du deine Arme nach oben streckst, deinen Körper aufrichtest und mit den Händen die Victory-Haltung einnimmst. ❸ Stelle dir einmal vor, du stehst in dieser Haltung auf einem Platz, und hunderte oder tausende andere Menschen feiern dich und applaudieren mit Standing ovations. Wie fühlt sich das für dich an?

❯ **1 bis 2 Minuten**

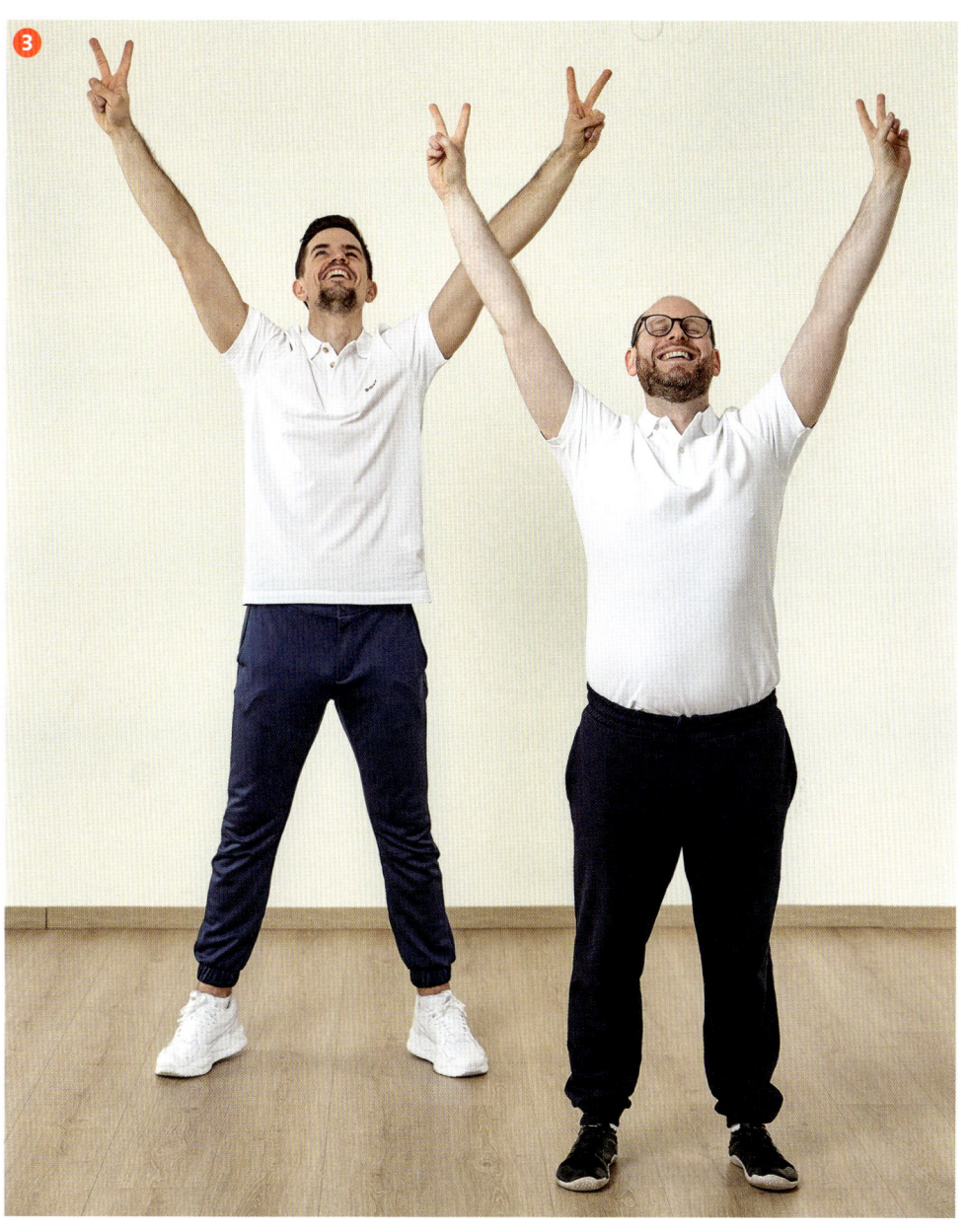

Die Effekte im Detail

Mindset, Selbstliebe, Selbstwert, Selbstvertrauen, Urvertrauen

Eine der für dich einfachsten und effektivsten mentalen Übungen, um ab jetzt jeden Tag mit einer positiven Einstellung zu starten, sind Affirmationen – kurze, positive Glaubenssätze und Gedanken, die du dir selbst vorsagst, und die deine Gefühle, deine Handlungen, deine Haltung und deine Einstellung beeinflussen. Alle Affirmationen sollten immer im Präsens und in der Ichform formuliert werden. Sie dienen dazu, dein Unterbewusstsein mit neuen positiven Informationen zu versorgen, und somit festgefahrene und entmutigende Gedanken-, Gefühls- und Handlungsmuster durch befreiende, positive und inspirierende zu ersetzen.

Wir möchten mit dieser Superübung deinen inneren Arzt aktivieren, und das Vertrauen in deine Gesundheit und Gesundungsprozesse von innen heraus stärken. Dadurch steigerst du auch deine Selbstliebe, deinen Selbstwert und dein Urvertrauen.

Aufrichtung (innerlich wie körperlich)

Durch deine Körperhaltung in der dritten Stufe badest du noch einmal in Liebe und Anerkennung. Ebenso nutzen wir dein Lächeln in allen drei Stufen dieser Übung.

Transformation von negativen in positive Glaubenssätze

Dein Körper schüttet Glückshormone aus, und die Wirkung auf deine Seele und tief verankerte Glaubenssätze ist noch viel intensiver und nachhaltiger, wenn du dir wirklich selbst im Spiegel in die Augen schaust, dir selbst ein Lächeln schenkst und in diesem Mindset deine Affirmationen aufsagst. Je überzeugter du von deinen Affirmationen bist, desto kraftvoller wird auch dein Körper darauf reagieren.

Es wird dir sehr viel Mehrwert geben, wenn du mit der Body-Mind-Methode auch nach dem 4-Wochen-Übungsprogramm eine Routine entwickelst, damit experimentierst und eigene Erfahrungen einbringst, mit denen du stetig weiterlernen kannst. Dein Körper, deine Seele und deine Gesundheit werden es dir auf viele Weisen danken.

Schlusswort

So, ganz schön spannend, diese Verspannungen, oder? Wir sind am Ende unserer gemeinsamen Reise durch deinen Körper und zu mehr ganzheitlicher Gesundheit angelangt. Dabei haben wir gemeinsam auf unzählige Tipps, anatomische und funktionelle Zusammenhänge und natürlich Übungen geschaut, mit denen du Einfluss auf dein Wohlbefinden nehmen kannst. Wir wünschen uns von Herzen, dass du nach Lesen dieses Buches und nach Abschluss deines individuellen 4-Wochen-Übungsprogramms noch mehr Interesse und Freude daran hast, deinen faszinierenden Körper und Geist zu verstehen.

Es wird dir sehr viel Mehrwert geben, wenn du mit der Body-Mind-Methode auch nach dem 4-Wochen-Übungsprogramm eine Routine entwickelst, damit experimentierst und deine eigenen Erfahrungen einbringst. Bitte denke bei alledem immer daran, dass jeder Mensch einzigartig und ganz individuell ist. Gehe deswegen den Weg in deinem persönlichen Tempo. Mache dir bewusst, dass Veränderungen häufig Zeit brauchen und Geduld fordern. Bitte gib dir diese Zeit, übe dich in Gelassenheit und behalte die neu gewonnene Routine für eine längere Dauer bei.

Wir hoffen, dass unsere dargestellte Sicht auf das Thema Gesundheit für dich genauso spannend war, wie sie für uns im privaten und beruflichen Alltag schon immer ist. Du hast sicherlich bemerkt, wie viel Bedeutung dieses Thema für uns hat und mit welcher Leidenschaft wir dahinterstehen. Unsere Vision ist es, dass das Verständnis von ganzheitlicher Gesundheit und Medizin noch mehr Aufmerksamkeit bekommt und Einzug in das Bewusstsein aller Menschen hält – auch in die moderne Gesundheitsbranche. Wir alle sind nämlich nicht bloß eine Nummer oder nur ein Körperteil. Es sind all unsere Facetten und alle kleinen Mosaiksteine, die gemeinsam und im harmonischen Zusammenspiel das Meisterwerk aus Körper, Geist und Seele ergeben.

Deshalb wünschen wir dir, dass du ab heute mehr in Kontakt mit deinem Körper und deiner Seele bist und bewusster auf die Botschaften achtest, die aus deinem Inneren kommen. Es lohnt sich. Natürlich freuen wir uns auch sehr über Feedback, ob und inwieweit dir dieses Buch geholfen und gefallen hat.

Uns hat es unglaublich viel Spaß gemacht, diesen Ratgeber für dich zu schreiben. Normalerweise können wir den Menschen in unserer Praxis nur jeweils eins zu eins mit unseren Werten und Erfahrungen auf ihrem Weg zu mehr Gesundheit weiterhelfen. Dieses Buch hat uns die Möglichkeit gegeben, viele Menschen für unser Herzensthema zu begeistern.

Damit uns dieser Ratgeber gelingen konnte, hatten wir Menschen um uns herum, die uns zu jeder Zeit unterstützt haben und die uns unheimlich wichtig sind. Diesen besonderen Menschen möchten wir Danke sagen. Ein großer Dank geht an den humboldt Verlag. Die Möglichkeit, diesen Ratgeber schreiben zu dürfen und damit unsere Leidenschaft für ganzheitliche Gesundheit auf Papier zu bringen, erfüllt uns mit Stolz und tiefer Dankbarkeit. Auch möchte ich, Tobias Knop, meiner Lebensgefährtin Nina, und ich, Daniel Niehaus, meiner Frau Kristina von Herzen und mit aller Liebe danken, dass ihr uns für dieses großartige Projekt immer den Rücken freigehalten und uns mit aller Kraft unterstützt habt. Danke.

Literatur

Bartmann I: Zunehmende Fehlbelastung der Halswirbelsäule. Ärzte Krone 06/2020.

Hoc S: Psychoneuroimmunologie: Stress erhöht Infektanfälligkeit. Zwischen Nerven-, Hormon- und Immunsystem bestehen Wechselbeziehungen. Deutsches Ärzteblatt PP 2003: 1:83.

Stiwi K, Rosendahl J: Efficacy of laughter-inducing interventions in patients with somatic or mental health problems: A systematic review and meta-analysis of randomized-controlled trials. Complement Ther Clin Pract. 2022;47:101552.

Guthold R, Stevens GA, Riley LM, Bull FC: Worldwide trends in insufficient physical activity from 2001 to 2016: A pooled analysis of 358 population-based surveys with 1·9 million participants. The Lancet Global Health 2018;6(10):E1077-E1086.

Lewis D: Galaxy Stress Research. Mindlab International 2009; Sussex University, UK.

von der Lippe E, Krause L, Prost M et al.: Prävalenz von Rücken- und Nackenschmerzen in Deutschland. Ergebnisse der Krankheitslast-Studie BURDEN 2020. Journal of Health Monitoring 2021; 6(S3); Robert Koch-Institut, Berlin.

Wackerhage H, Sitzberger C, Kreuzpointner F, Oberhoffer-Fritz R: WHO-Leitlinien zu körperlicher Aktivität und sitzendem Verhalten. Bayerisches Ärzteblatt 2021;3:91-93.

Stichwortverzeichnis

Empfehlen und gewinnen!

Hat dir dieses Buch gefallen?

Dann empfiehl es bitte weiter und schreib eine aussagekräftige Bewertung in einem Buch-Shop deiner Wahl, auf deinem Blog oder in den Sozialen Medien. Aus der Bewertung sollte hervorgehen, was dir an dem Buch gefallen hat und für wen es besonders geeignet ist.

Als Dankeschön verlosen wir jeden Monat unter allen, die mitmachen, fünf humboldt-Ratgeber – mit etwas Glück bist auch du mit deinem Wunschtitel dabei.

Um an der Verlosung teilzunehmen, schick uns einfach den Link zu deiner Buchbewertung sowie deinen Wunschtitel aus unserem Programm an: presse@humboldt.de.

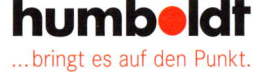

Für eine starke Wirbelsäule in nur 5 Minuten

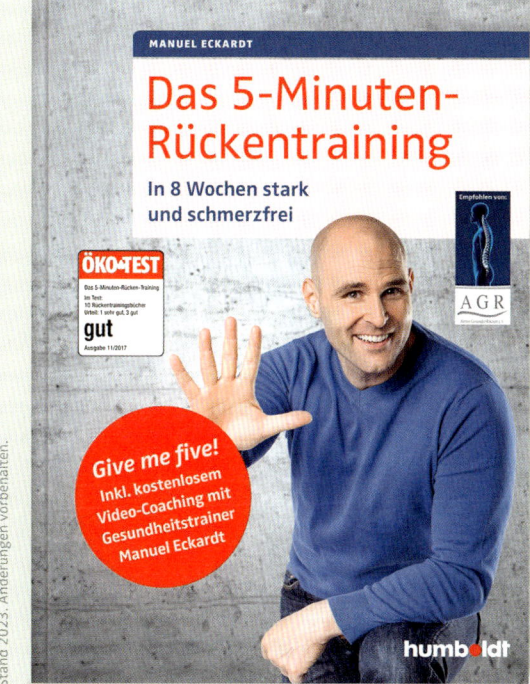

Stand 2023. Änderungen vorbehalten.

- 8 Wochen, 5 Minuten pro Tag: effektive Übungen gegen Rückenschmerzen und -beschwerden

- Mehr als ein Trainingsbuch: Manuel Eckardt ergänzt das Übungsprogramm mit kostenlosem Online-Coaching

- Von der Zeitschrift ÖKO-Test mit der Gesamtnote GUT bewertet

Manuel Eckardt

Das 5-Minuten-Rückentraining

3. Auflage
208 Seiten
15,5 x 21,0 cm, Softcover
ISBN 978-3-89993-867-8
€ 19,99 [D] · € 20,60 [A]

Der Ratgeber ist auch als eBook erhältlich.

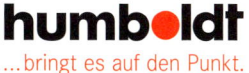

...bringt es auf den Punkt.

Schwingen: Das effektive Gute-Laune-Training

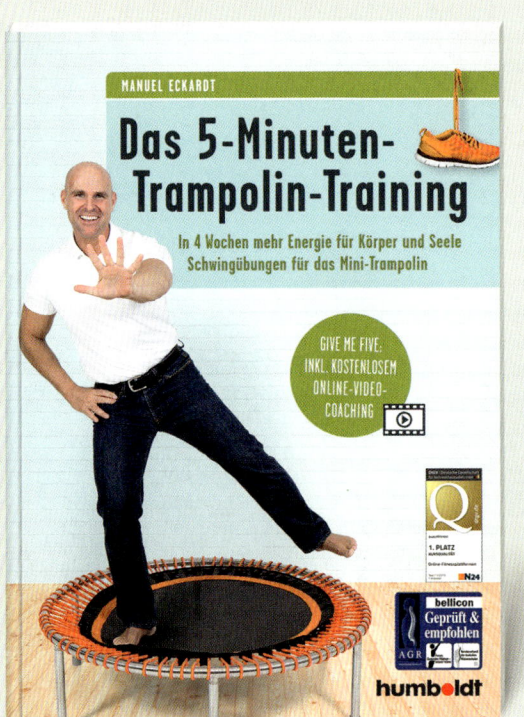

- Leichte Übungen mit Sofortwirkung – für mehr Wohlbefinden, Energie und Zufriedenheit

- Schwingübungen fördern Gleichgewichtssinn, Ausdauer und Beweglichkeit

- Mehr als ein Trainingsbuch: Manuel Eckardt ergänzt das Übungsprogramm mit kostenlosem Online-Coaching

Stand 2023. Änderungen vorbehalten.

Manuel Eckardt
Das 5-Minuten-Trampolintraining
2. Auflage
160 Seiten
15,5 x 21,0 cm, Softcover
ISBN 978-3-89993-951-4
€ 19,99 [D] · € 20,60 [A]

Der Ratgeber ist auch als eBook erhältlich.

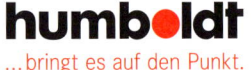

...bringt es auf den Punkt.

Gelenkschmerzen: Diese Rezepte helfen

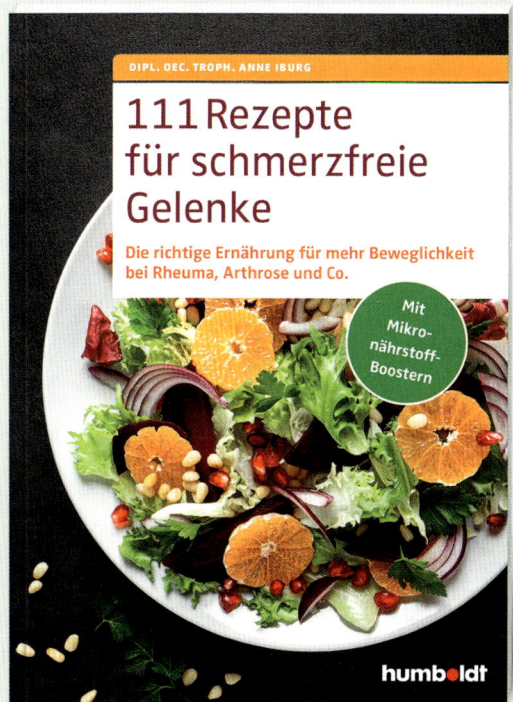

- 111 unkomplizierte und schlanke Rezepte mit allen wichtigen Nährwertangaben

- Die besten Lebensmittel, Heilpflanzen und Mikronährstoffe für die Gelenke

- Für eine gesunde Darmflora, ein gesundes Gewicht und mehr Beweglichkeit

Stand 2023. Änderungen vorbehalten.

Anne Iburg
111 Rezepte für schmerzfreie Gelenke
196 Seiten
15,5 x 21,0 cm, Softcover
ISBN 978-3-8426-3160-1
€ 22,00 [D] · € 22,70 [A]

Der Ratgeber ist auch als eBook erhältlich.

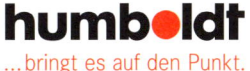

Selbstfürsorge ist nicht egoistisch, sondern logisch!

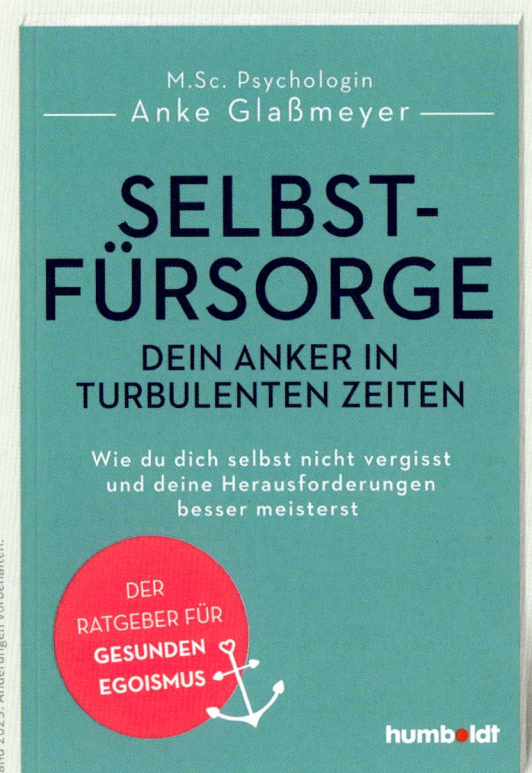

M.Sc. Psychologin
— Anke Glaßmeyer —

SELBST-FÜRSORGE

DEIN ANKER IN TURBULENTEN ZEITEN

Wie du dich selbst nicht vergisst
und deine Herausforderungen
besser meisterst

DER RATGEBER FÜR GESUNDEN EGOISMUS

humboldt

Stand 2023. Änderungen vorbehalten.

- Selbstfürsorge auf drei Ebenen trainieren: Mit Tipps und Übungen zu Themen wie Bewegung, Ernährung, Atmung, Schlaf, seelisches Wohlbefinden und stärkende Beziehungen

- Durch eine eigene Erkrankung kennt die Autorin und Psychotherapeutin Anke Glaßmeyer auch die Betroffenenperspektive und weiß, wie heilsam Selbstfürsorge in schwierigen Lebensphasen ist

Anke Glaßmeyer
Selbstfürsorge – dein Anker in turbulenten Zeiten
256 Seiten
14,5 x 21,5 cm, Softcover
ISBN 978-3-8426-4262-1
€ 22,00 [D] · € 22,70 [A]

Der Ratgeber ist auch als eBook erhältlich.

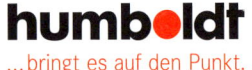

humboldt
...bringt es auf den Punkt.